これで安心！

中高年の目の病気

～白内障・緑内障・加齢黄斑変性など

監修
湯澤美都子
日本大学名誉教授
服部隆幸
日本大学医学部助教

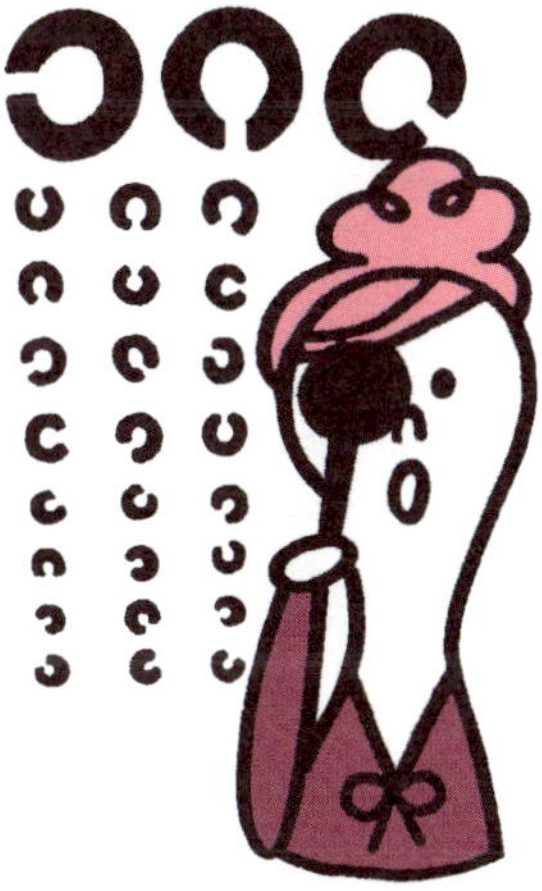

高橋書店

はじめに

人間は、外界の情報の80％以上を目から得ているともいわれます。パソコンやスマートフォンを多くの人が使うような情報化社会の現代では、目の果たす役割は大きくなる一方です。〝見えにくさ〟は〝暮らしにくさ〟に直結します。長くなった人生を充実して送るためには、不自由なく見える目を守ることは誰にとっても大切なことでしょう。

目の働きは、どうしても年齢とともに衰えます。40歳ころから多くの人は老眼を実感するようになり、50歳を超えるころから加齢にともなうさまざまな目の病気が増えてきます。それらをすべて予防したり、若いときの目に戻すことはできませんが、たとえ病気が起きても、今は、治療をすれば進行を抑えたり改善できたりすることが多くなっています。ただし、効果の高い治療法も、行うタイミングが重要です。何か症状に気づいたら、眼科を受診して原因を確かめてください。また、初期には自覚症状のない病気も少なくありません。そうした病気を早期に発見するために、50歳を過ぎたら、ぜひ眼科の検診を受けていただきたいと思います。

本書は、白内障《はくないしょう》・緑内障《りょくないしょう》・加齢黄斑《おうはん》変性を中心に、中高年の方に起こりやすい目の病気を取り上げ、病気を理解して適切な治療や対処をするための最新の知識をまとめました。生涯見える目を守り、自分の目とうまくつきあっていくために、役立てていただければ幸いです。

日本大学名誉教授　湯澤美都子

これで安心！

中高年の目の病気
～白内障・緑内障・加齢黄斑変性など

目次

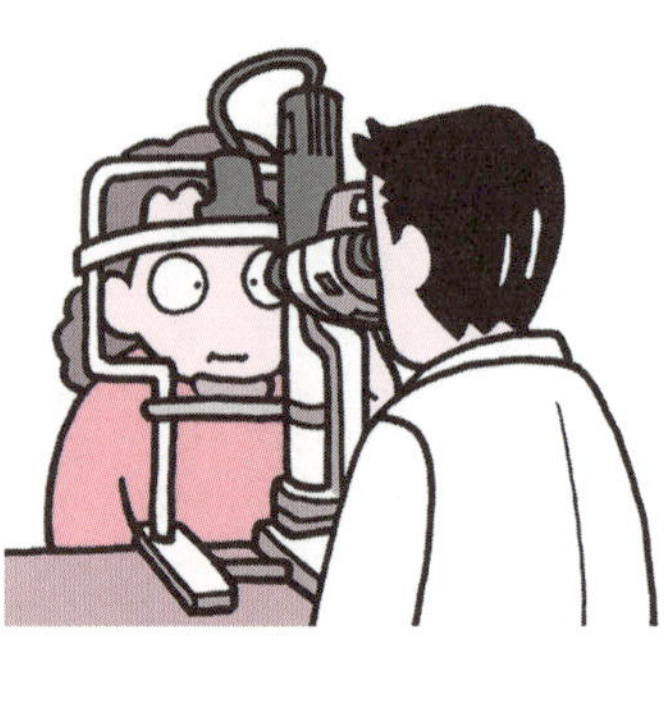

第2章

白内障 ～目がかすむ、見えにくい

第3章

緑内障 ～気づかないうちに視野が欠けていく

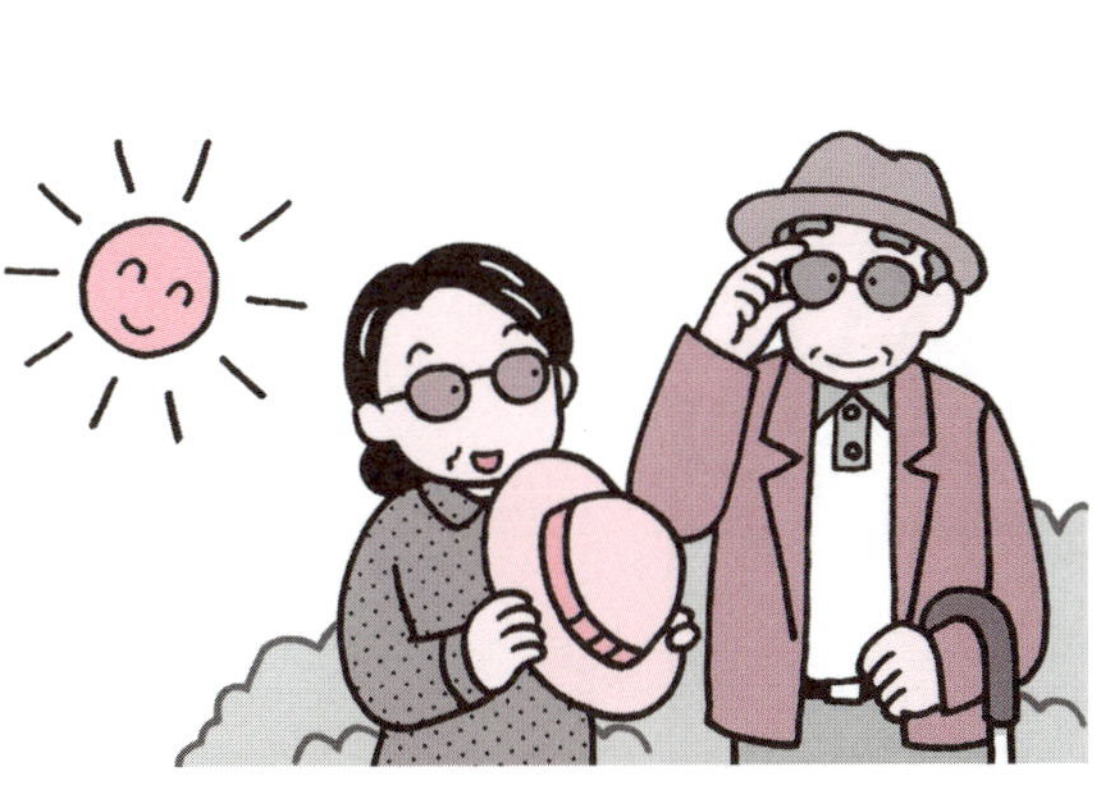

第4章 加齢黄斑変性 ～見たいところが見えない

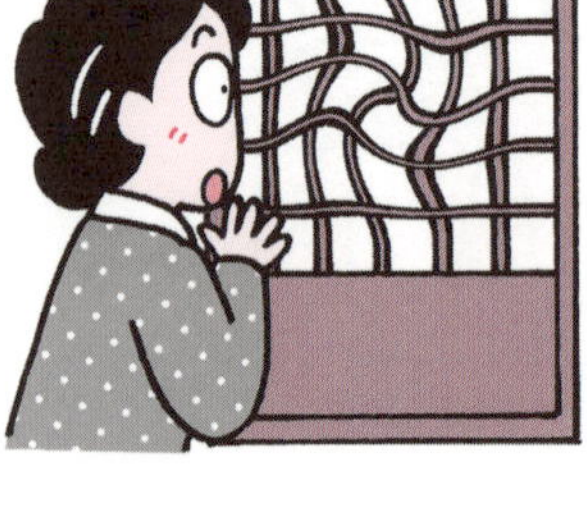

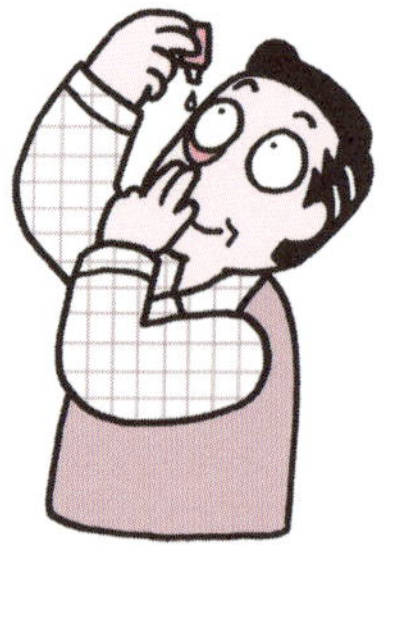

第5章

中高年になると増える その他の病気

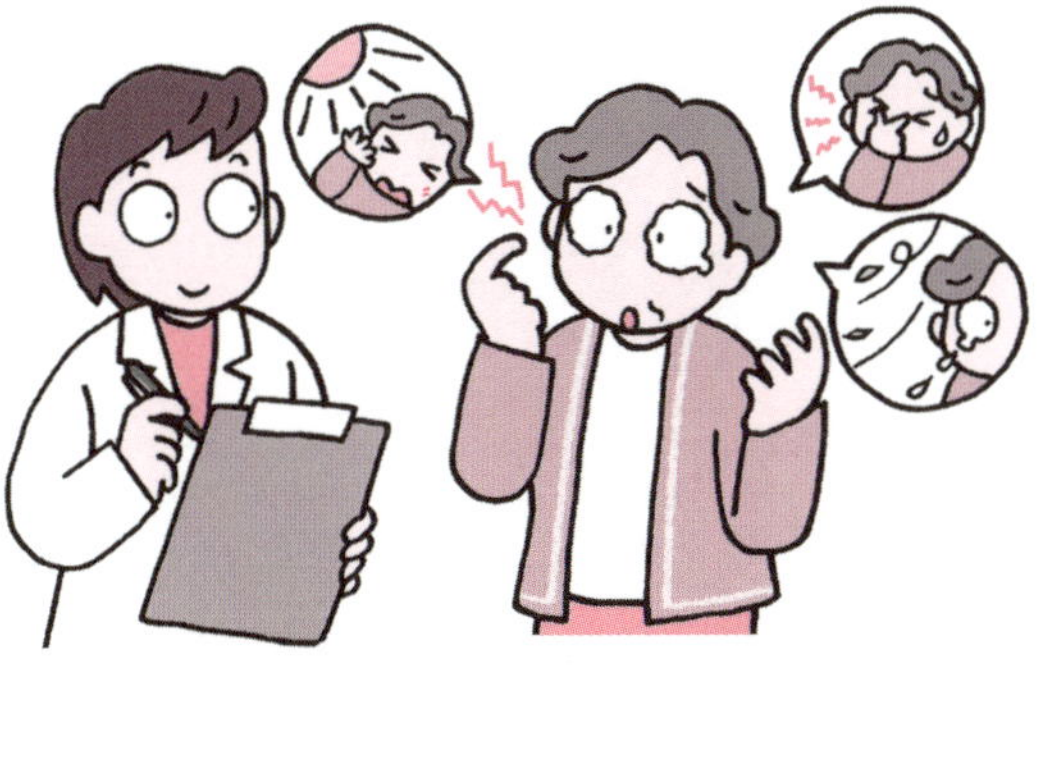

第6章

老眼とうまくつきあう

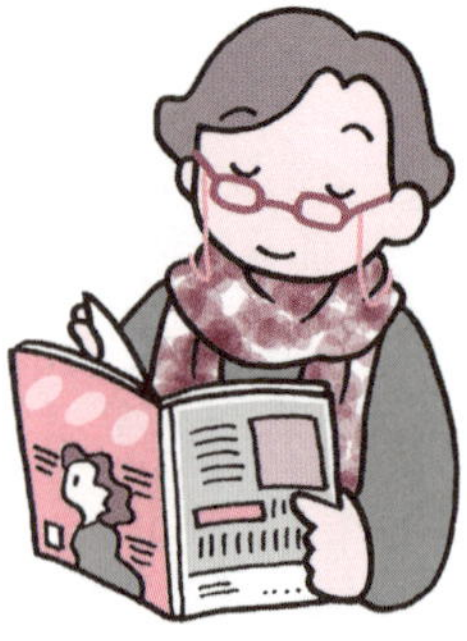

装丁・本文デザイン　宮嶋まさ代
カバーイラスト　石田純子
本文イラスト　高原めぐみ、ＫＡＺＺ
校正　今井美穂
編集　径ワークス
プロデュース　高橋インターナショナル

※本書の情報は、基本的に２０１４年２月現在のものです

第1章

目の症状と検査

中高年になると、目の症状が気になる人が多くなります。ここでは主な目の症状とその原因として考えられる病気をあげています。あわせて、目のしくみと働き、目の病気や異常を調べるときに眼科で行われる検査について説明します。目の病気を理解し、対処していくうえで知っておきたい基礎知識です。

監修：湯澤美都子

気になる目の症状の原因は？

こんな症状があるときに考えられる病気とは

見え方の異常

見えにくくなった、視力が落ちてきた

中高年の人が「近ごろ目がかすんで見えにくくなった」「視力がだんだん落ちてきた」というとき、まず考えられる代表的な病気は**白内障《はくないしょう》**＊1です。

また、「近くを見るときに、ぼやけて見えにくい」「細かい字が読めなくなった」ということなら、まず**老眼**＊2が考えられます。

加齢にともなう白内障や老眼は、程度の差はあれ誰にでも起こりますが、視力低下はさまざまな病気で起こります。**加齢黄斑《おうはん》変性**＊3、**糖尿病網《もう》膜《まく》症**＊4なども進行すれば視力が低下します。どのような見えにくさか、ほかの症状にも注意し、原因を確認する必要があります。

突然、見えにくくなった

「突然、視野全体が暗くなった、物の形もわからなくなった」という場合、まず考えられるのは、網膜の血管が詰まって起こる**網膜中心動脈閉**

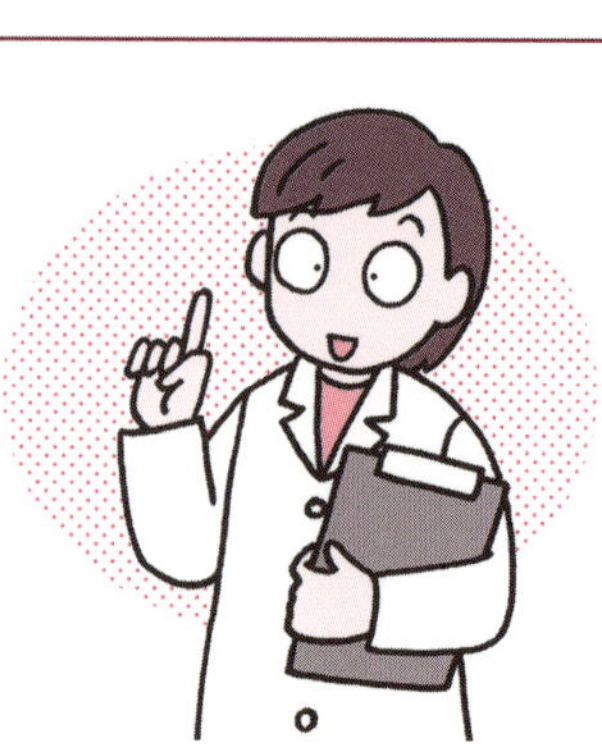

＊1 白内障 ↓p29
＊2 老眼 ↓p135
＊3 加齢黄斑変性 ↓p81
＊4 糖尿病網膜症 ↓p108

塞症[*5]です。そのほか、**糖尿病網膜症**[*4]などによる硝子体《しょうしたい》出血や、**網膜剝離《はくり》**[*6]が急激に進んだとき、**急性緑内障発作**[*7]、**視神経炎・視神経症**[*8]、脳血管障害などでも、急に見えなくなることがあります。

中心部が暗く、ぼやける

視野の中心部が暗く、見えにくくなるのを「中心暗点」といいます。網膜の中心部にあたる黄斑部が障害される病気でよく起こる症状です。代表的な原因には、**加齢黄斑変性**[*3]、**中心性漿液《しょうえき》性脈絡《みゃくらく》網膜症**[*9]などがあります。**糖尿病網膜症**[*4]などで黄斑部のむくみ(**黄斑浮腫《ふしゅ》**[*10])を合併した人にもみられます。

また、**視神経炎・視神経症**[*8]などの病気で視神経の中心が障害されて中心暗点が起こることもあります。

物がゆがんで見える

網膜の黄斑部に軽い障害が起きていることを示す症状で、「変視《へんし》症」と呼ばれます。黄斑部の病気の初期症状として現れやすく、中心暗点の起こる病気の前ぶれにもなります。

原因としては、**加齢黄斑変性**[*3]、**中心性漿液性脈絡網膜症**[*9]などが代表的ですが、ほかの病気でも**黄斑浮腫**[*10]をともなう場合などにみられます。

視野が欠ける、狭くなった

片方の目の視野が「一定方向から欠けてきた」という場合には、網膜の一部がはがれる**網膜剝離**[*6]が考えられます。網膜がはがれた部位により、見えなくなる部分はさまざまです。

---

*5 **網膜中心動脈閉塞症** ↓p125
*6 **網膜剝離** ↓p116
*7 **急性緑内障発作** ↓p61
*8 **視神経炎・視神経症** ↓p106
*9 **中心性漿液性脈絡網膜症** ↓p126
*10 **黄斑浮腫** ↓p110

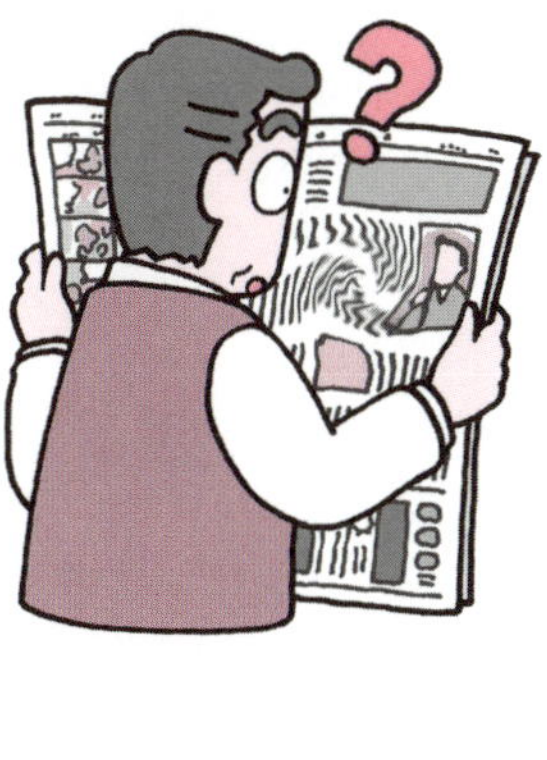

視野が「周辺から徐々に欠けて、だんだん狭くなってきた」という場合には、**緑内障**＊1が疑われます。**加齢黄斑変性**＊2、**網膜静脈閉塞症**＊3などで、視野の一部が暗く見えなくなることがあります。また、脳の病気で視野が欠けることもあります。

まぶしく感じる

中高年の人が「光がひどくまぶしく感じられる」というとき、よくある原因は**白内障**＊4による水晶体の濁りです。**ドライアイ**＊5で角膜《かくまく》が傷つくなど、何らかの角膜障害があったりしても光をまぶしく感じます。

視界に黒いものがちらつく

「目の前に黒いものがチラチラする、虫（糸くず、ゴミ）のようなものが飛んでいる」と感じるのを「飛蚊《ひぶん》症」といいます。多くは生理的なもので、白い壁や青い空などを見たときに、小さな黒いものがチラチラ見えます。これは硝子体に混じっている線維成分などが網膜に映るためです。

中高年の場合、加齢にともなう硝子体の萎縮《いしゅく》で**後部硝子体《しょうしたい》剥離**＊6が起こると、まず飛蚊症が現れます。これ自体は老化現象ともいえますが、硝子体が剥離する際に引っ張られて

正常な視野

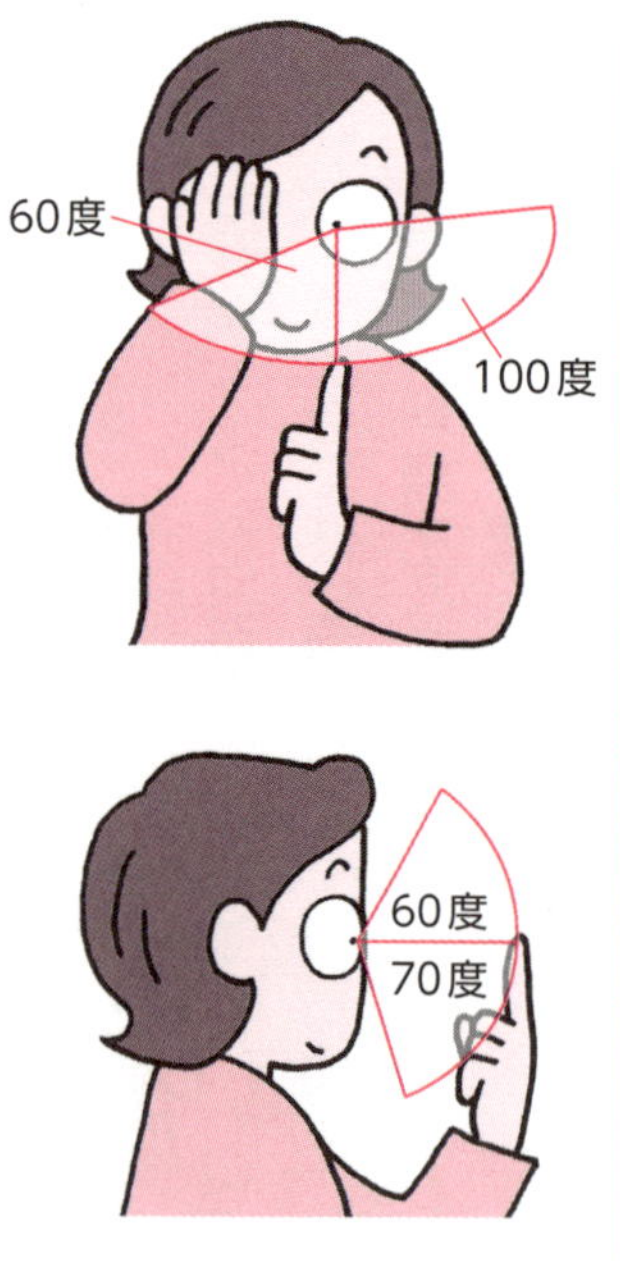

片方の目の視野は、鼻側が60度、耳側が100度、上方が60度、下方が70度程度。

＊1 緑内障 ↓p55
＊2 加齢黄斑変性 ↓p81
＊3 網膜静脈閉塞症 ↓p122
＊4 白内障 ↓p29
＊5 ドライアイ ↓p130
＊6 後部硝子体剥離 ↓p116

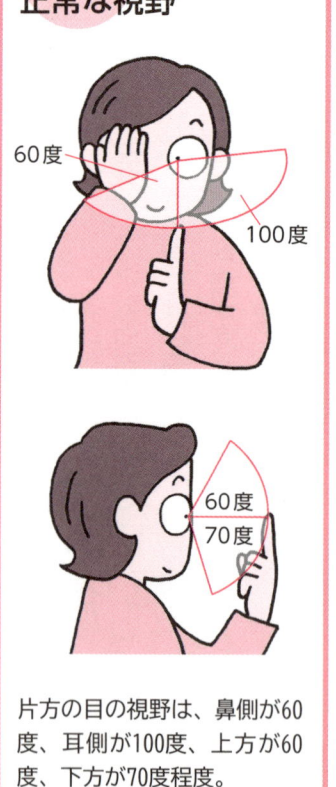

網膜が裂けて孔《あな》があく**網膜裂孔《れっこう》**[*7]が起きたり、あるいは**糖尿病網膜症**[*8]などによって硝子体出血が起きたりすると、「墨を流したような影」が見えることもあります。片方の目に急に現れたときは要注意です。

光の周囲に虹が見える

「虹視《こうし》症」と呼ばれ、**急性緑内障発作**[*9]で急激に眼圧が上がると、このような症状が現れることがあります。**角膜炎**[*10]などで、角膜にむくみがあったり、目に入る光が乱反射したりしても起こります。

視界に閃光が見える

「光視《こうし》症」という症状で、原因が網膜にある場合は、視細胞《しさいぼう》が何らかの刺激を受けて起こることが多く、**網膜裂孔**[*7]では「光がないところで光が見える」という人がいます。

「閃光《せんこう》が現れて徐々に大きくなる」のは「閃輝暗点《せんきあんてん》」という、脳の血管のけいれんによる症状で、片頭痛や群発頭痛の前ぶれ症状のひとつです。

物が二重に見える

物がダブって見えるのを「複視《ふくし》」といい、一般には、両目で見ると二重に見えるが、片方ずつで見るとひとつになる状態をさします。中高年になって急に現れる複視は、主に脳血管障害や糖尿病の合併症の神経障害などによる**眼筋まひ**[*11]が原因です。急な複視に気づいたら、背後にある原因を調べることが大切です。

白内障[*4]では、片方の目で見ても物がダブって見えることがあります。

---

*7 **網膜裂孔** ↓p116
*8 **糖尿病網膜症** ↓p108
*9 **急性緑内障発作** ↓p61

*10 **角膜炎**
角膜は黒目の表面にある透明な膜で、感染、外傷、全身的な病気などにより、その炎症が起こる病気。

*11 **眼筋まひ** ↓p115

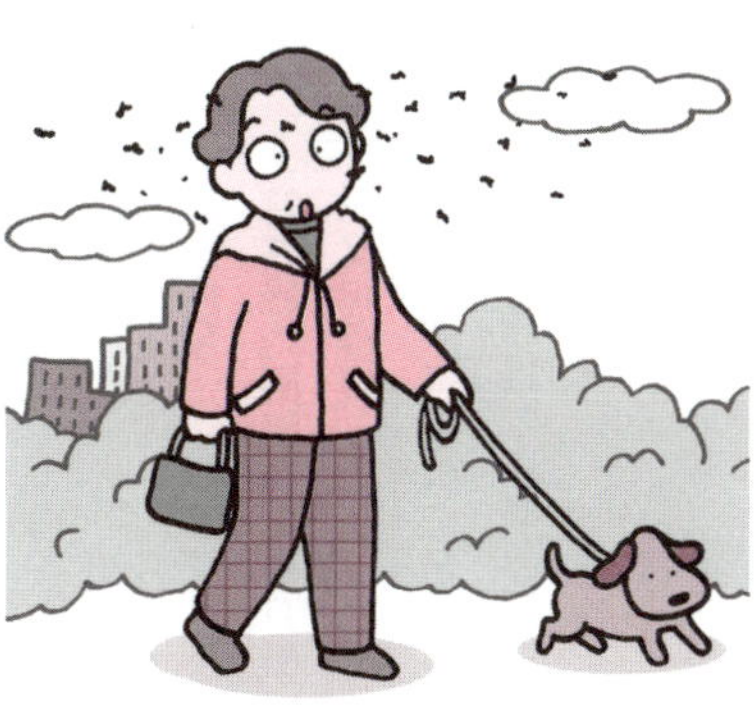

目の不快な症状

目が疲れる

中年以降の人で、「目が疲れる」というときにまず考えられるのは**老眼**[*1]です。近視・遠視・乱視などの**屈折異常**[*2]や、**眼鏡の度が合っていないこと**も原因になります。目の病気による見えにくさが、初期には目の疲れとして現れることもあります。

長時間パソコン作業などで目を酷使すれば、当然目も疲れます。

目が痛む

「目の表面が痛む」というときは、角膜や結膜《けつまく》の病気や傷、異物が入ったなどが考えられます。**ドライアイ**[*3]や、まぶたが内側にめくれてまつげが眼球側に向く**眼瞼内反**《がんけんないはん》[*4]などで角膜が傷ついて、「目がゴロゴロする」ということもあります。

急激に「目の奥が痛む」という場合は、**急性緑内障発作**[*5]のほか、片頭痛や群発頭痛などが考えられます。目を含む顔面が痛むときは**三叉《さんさ》神経痛**[*6]が疑われます。

目が赤い、充血する

「目が赤い」というときには、血管拡張による充血の場合と、出血の場合があります。

目が充血したときに考えられる代表的な病気は**結膜炎**[*7]です。白目は周辺部が特に赤く、まぶたの裏も赤くなります。アレルギー性のものでは「かゆみ」もともないます。

---

*1 **老眼** ↓p135

*2 **屈折異常** ↓p139

*3 **ドライアイ** ↓p130

*4 **眼瞼内反** ↓p134

*5 **急性緑内障発作** ↓p61

*6 **三叉神経痛**
顔の感覚を脳に伝える「三叉神経」に痛みが生じたもの。

*7 **結膜炎**
感染、アレルギーなどにより、目の白目部分とまぶたの裏側を覆う結膜に炎症が起こる。

*8 **角膜炎** ↓p13

*9 **シェーグレン症候群**
免疫異常で、涙を分泌する涙腺《るいせん》や、唾液《だえき》腺が破壊される病気。

また、**角膜炎**[*8]や**急性緑内障発作**[*5]で充血が起こることがあり、この場合は黒目の周囲が赤くなります。そのほか、点眼薬に含まれる防腐剤による角膜障害も意外に多いものです。

一方、**結膜下出血**は結膜の血管が切れて出血するもので、派手な赤色が広がりますが、大抵は数日で自然に吸収されていきます。

目が乾く

目の表面の乾きは**ドライアイ**[*3]の代表的な症状ですが、目を保護する涙の働きが低下することで、目の疲れや見えにくさなど、さまざまな不調をともなうことが多く、そちらが先に自覚されることもあります。

中年女性に多い**シェーグレン症候群**[*9]でも強い目の乾きが起こります。

全身の病気が原因で起こる目の症状

●糖尿病

「複視」から糖尿病が見つかることは珍しくありません。合併症として有名な糖尿病網膜症は初期には自覚症状がなく、突然「視力低下」が現れます。糖尿病による白内障では「まぶしさ」を感じやすく、緑内障は「目の痛み、かすみ」で発症します。

●アトピー性皮膚炎

患者さんの大半に合併するアレルギー性結膜炎では「目のかゆみ、充血、目やに、涙」などが起こります。普通より若い年代から白内障が起こり、「目のかすみ、視力低下」などが現れることもあります。

●高血圧、動脈硬化、腎臓病

これらの病気があると、網膜の血管も障害されやすく、出血やむくみ（浮腫）などを起こして、「視野欠損や視力低下、飛蚊症」などの症状が現れることがあります。

●膠原病《こうげん》、自己免疫疾患

シェーグレン症候群の「ドライアイ」のほか、ベーチェット病、サルコイドーシス、原田《はらだ》病があると、ぶどう膜炎を起こして「まぶしい、目が痛む、充血、視力低下」などが現れることがあります。

●バセドウ病

目の症状としては「複視」が現れやすく、「眼球が突出する」こともあります。

●脳の病気

脳腫瘍《しゅよう》や脳血管障害などによって、「複視、視野欠損、まぶたが下がったままになる」などの症状が現れることがあります。

目のしくみと働き

目の病気を理解するための予備知識として知っておこう

光が角膜・水晶体で屈折して網膜で像を結び、脳へ伝わる

私たちは暗闇の中では物を見ることができません。光が物に反射して目に入り、眼球を構成するさまざまな器官を通って、光を感じる細胞を刺激し、その信号が脳へ伝わって、初めて〝見える〟のです。

この経路のどこか1か所でも障害があれば、正常な視覚の機能は保てません。まず、〝見える〟ために欠かせない器官とその働きを紹介しておきましょう。

●角膜、水晶体

眼球に入ってきた光は、**角膜**《かくまく》から**水晶体**《すいしょうたい》を通ることで**屈折**して、眼底《がんてい》に像を結びます。角膜は黒目の部分をおおう無色透明な組織で、光を屈折させて眼球内に送り込みます。水晶体はカメラでいえばレンズに相当し、その厚さを変化させることで、遠くや近くにピントを合わせる**調節**の働きをしています。

●虹彩、毛様体、脈絡膜

光が角膜を通ると、水晶体の表面にある**虹彩**《こうさい》（茶目）が伸び縮みして、中央の**瞳孔**《どうこう》と呼ばれる丸い孔《あな》を狭め

知っておきたい

目は大切な情報の窓口

眼球は奥行約24㎜、重さわずか7gほどの小さな感覚器です。しかし、人間は外界からの情報の80%以上を、この小さな二つの目で得ているといわれています。目は私たちにとって非常に重要な情報の窓口なのです。

目のどの部分も大切な役割をもっていますが、なかでも、網《もう》膜《まく》や視神経が障害されたり、光を通す角膜や水晶体、硝子体《しょうしたい》が濁ったりすると、物を見る機能の低下に直結します。

目の構造と各部の働き

●眼球と周囲の付属器（横から見た断面）

目は、眼球と視神経、まぶたや目のまわりの筋肉などの眼球付属器から成る。眼球は、外側から、線維質の丈夫な強膜《きょうまく》、血管の豊富な脈絡膜《みゃくらくまく》、神経細胞が集まった網膜の3層構造になっていて、目に入った光は、角膜と水晶体で屈折し、硝子体を通って網膜上に像を結ぶ。それが視神経を経て脳へ伝えられる。

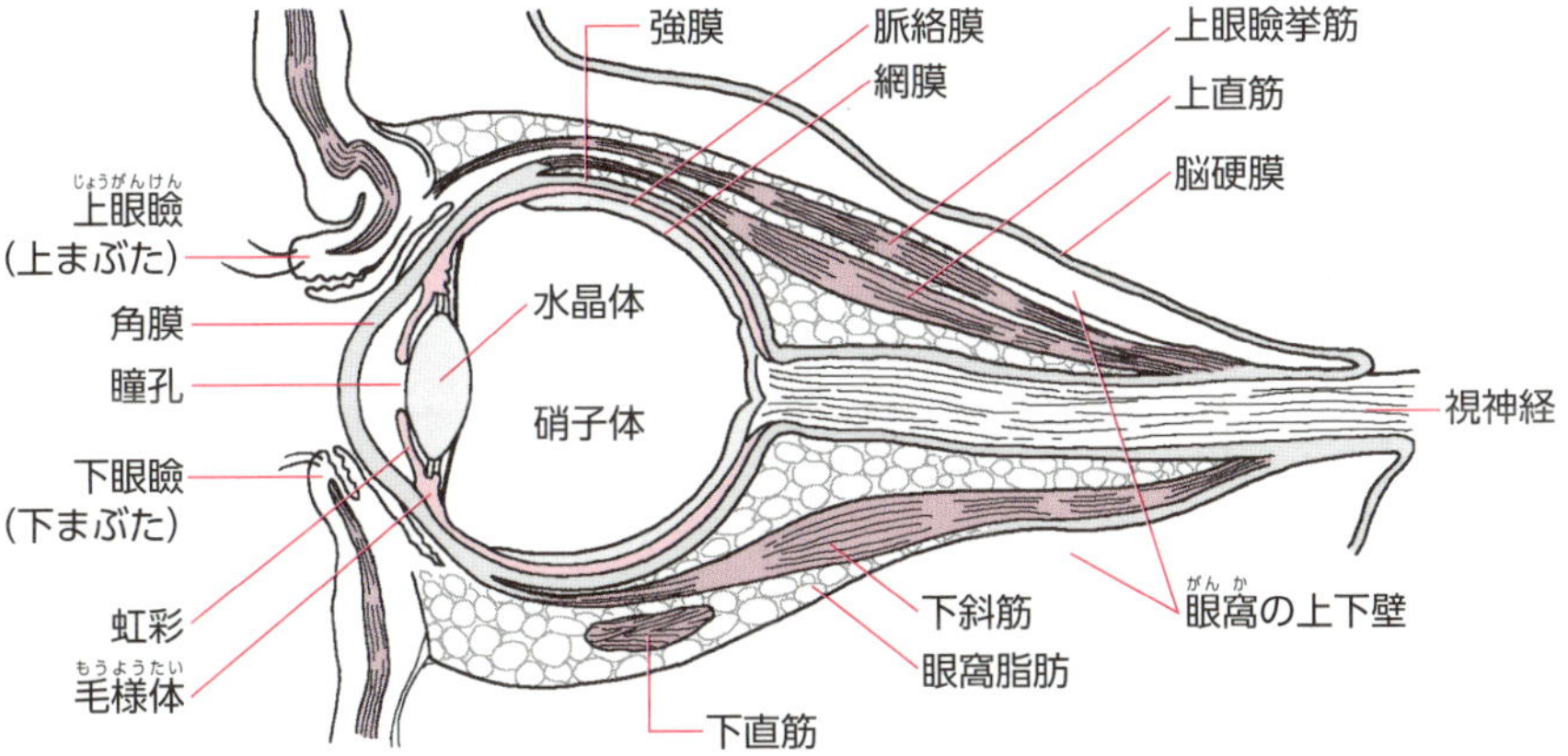

●眼球の構造（上から見た断面・右目）

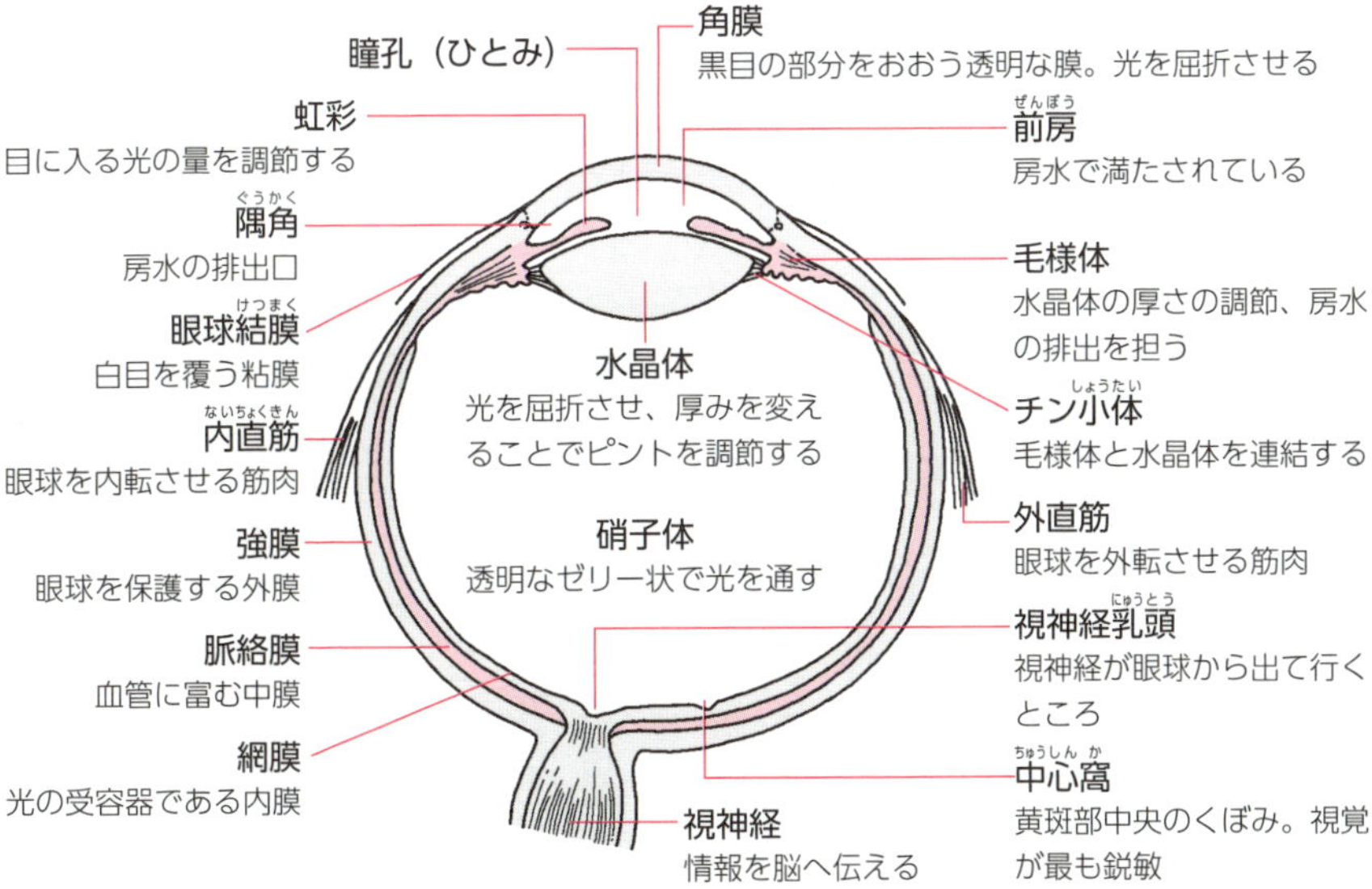

たり広げたりします。カメラの絞りのように、入る光の量を調節しているのです。

虹彩に続く**毛様体**《もうようたい》は、**チン小体**《しょうたい》という線維で水晶体と連結し、水晶体の厚さを変えるピント調節の働きをしています。また、角膜と水晶体の間を満たす**房水**《ぼうすい》を産生しています。

虹彩と毛様体は、眼球の中膜である**脈絡膜**《みゃくらくまく》とつながっており、この三つを合わせて**ぶどう膜**ともいいます。

脈絡膜は血管が豊富な組織で、内膜の網膜に酸素や栄養を供給し、また眼球内を暗くして光の散乱を防ぐ役割を果たしています。

●房水、硝子体

房水は透明な液体で、血管のない角膜や水晶体に酸素と栄養を供給する、血液のような働きをしています。また、眼球内の圧力（眼圧）を一定に保つ役割を果たしています。

水晶体の奥にある**硝子体**は、ほぼ無色透明なゼリー状の組織で、水晶体で屈折した光はこの中を通過します。眼球内を満たして、眼球の形を保つ働きもしています。

●網膜、視神経

目に入った光は、眼球の内側をおおう**網膜**の上で像を結びます。その情報を脳へ伝達するのが**視神経**です。

網膜は明るさや色や形などを感じ取る神経細胞が集まった薄い膜で、物を見るのに大切な器官です。なかでも特に重要なのが網膜の中心部にある**黄斑部**《おうはんぶ》で、その中央のくぼみである**中心窩**《ちゅうしんか》は視機能が最も鋭敏な部分です。そのため、黄斑部が障害されると、視力は著しく低下します。

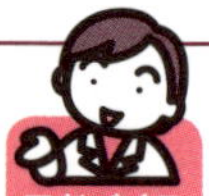

アドバイス

片方の目の見え方の異常は早期には気づきにくい

私たちがふだん物を見るときには、左右の目で情報を補い合い、脳が整理して、ひとつの見え方になっています。

目の病気で左右どちらかの目に見えにくい部分が生じても、もう片方の目からの情報で補ったり、情報を統合する脳のほうで補ったりして、初期には気づきにくいものです。

しかし、病気はやがてもう片方の目にも起きてくるかもしれません。補いきれなくなって症状に気づくころには、病気が進行して治療が難しくなることもあります。だからこそ、早期発見のために、異常を感じないうちから、片目ずつ見え方をチェックすることが大切なのです。

左右の目からの信号は脳の視覚中枢で統合される

光の視覚情報（明るさ、色、形など）は、網膜で電気信号に変えられ、**視神経乳頭**《にゅうとう》から眼球を出ていく**視神経**を通って、脳へと送られます。その道すじが**視路**と呼ばれる視覚の伝達経路です（下図）。

視神経は約100万本の神経線維が束になっています。右目から出た視神経と左目から出た視神経は、いったん**視交叉**《しこうさ》に集まります。そこで左右それぞれの約半分（鼻側）が交差し、もう半分（耳側）は交差しないまま伸びていきます。

左右の目からの電気信号は、それぞれ別のルートをとって大脳の**視覚中枢**に伝えられます。目に入った光の視覚情報は、ここで初めてひとつに統合され、ひとつの像として認識されます。

このようにして、私たちは両目で物を見ているのです。

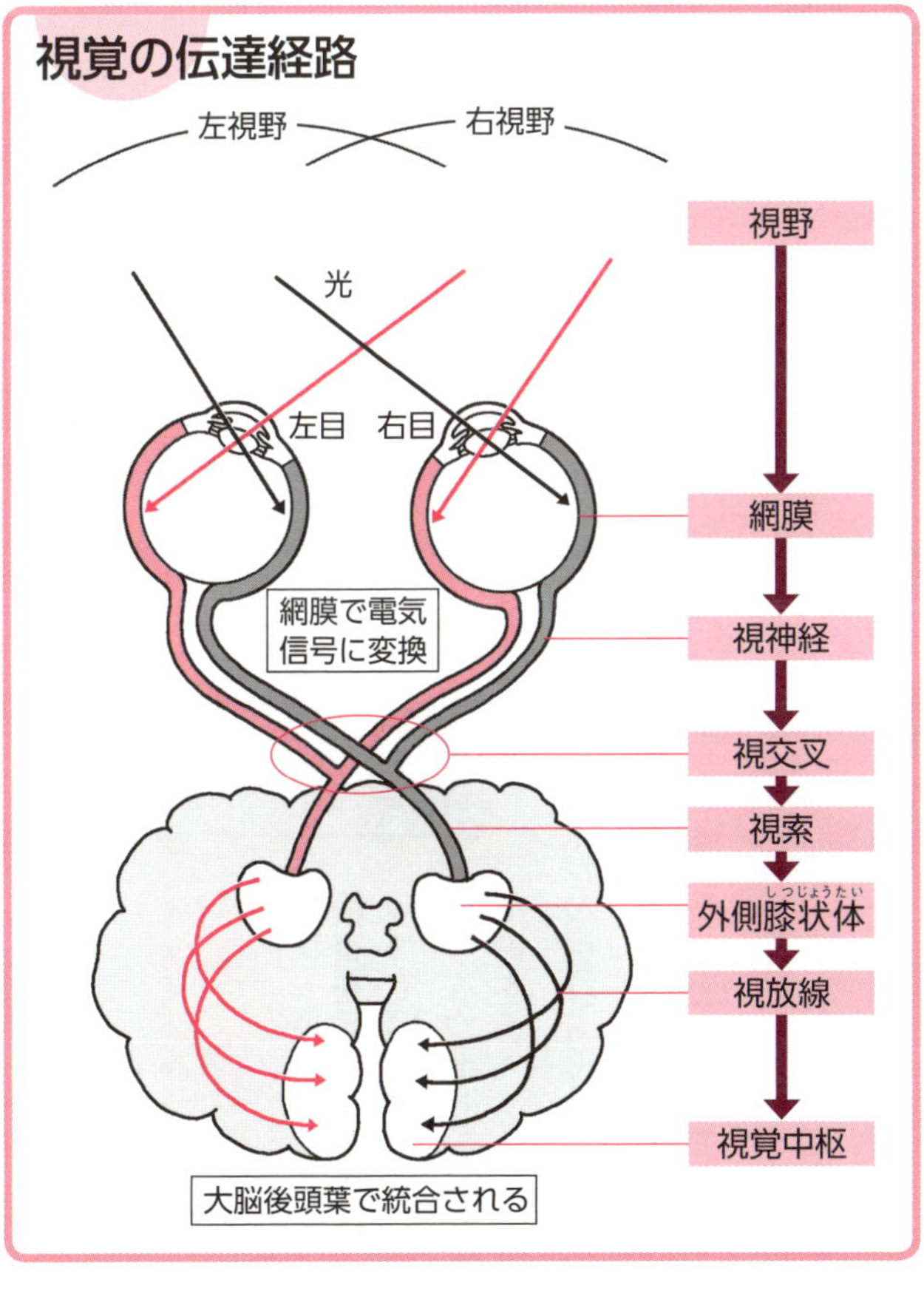

眼科で行われる主な検査

専用の装置を使った眼科独特の検査が多い

視力検査には、矯正《きょうせい》用のレンズをつけずに行う**裸眼《らがん》視力検査**と、レンズをつけて行う**矯正視力検査**があります。裸眼視力が悪くても矯正視力がよければ、一般に屈折異常（近視、遠視、乱視）などと考えられますが、矯正視力が1.0未満は、目の病気を考える必要があります。

本書で「視力」といっているのは、基本的に適切な矯正を行ったうえでの最高視力です。

視力検査

見る力を調べるための基本的な検査で一般的なのは、遠くを見るときの視力を調べる**遠見《えんけん》視力検査**です。片方の目をふさぎ、５ｍ離れた位置から大きさの異なる指標が並んだ視力表を見て、識別できる最小の指標から視力を判定します。

一方、**近見《きんけん》視力検査**は近くを見るときの視力を調べるもので、同様に片方の目で30㎝の距離から視力表を見て行います。主に老眼を調べるときに用いられる検査です。

屈折検査

瞳孔《どうこう》から入った光の屈折度を測定

アドバイス

検査を受けるときは、使っている眼鏡やコンタクトレンズを持参する

ふだん眼鏡やコンタクトレンズを使っている人は、眼科で検査を受けるときにも必ずそれを持参するようにしましょう。なかには、使っている眼鏡やコンタクトレンズが目の異常に関係しているケースもあります。

コンタクトレンズの場合は、はずして持っていき、必要なときだけ装着したほうがよいでしょう。

し、近視、遠視、乱視などの有無と程度を調べる検査で、最近ではコンピュータで自動的に屈折度を測定できる**オートレフラクトメーター**などの装置が主に使われています。

その検査値と、実際に検査用のレンズをつけて、よく見えるかどうかを患者さんに答えてもらう**自覚的検査**の結果をあわせ、屈折状態を見極めます。

視力検査

●遠見視力検査

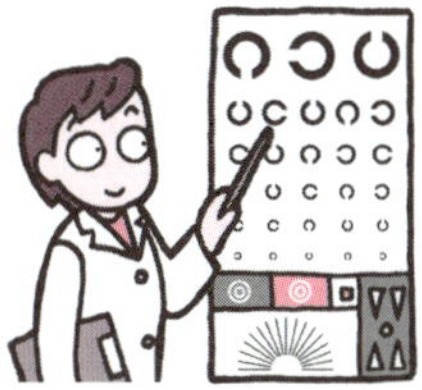

視力表を５ｍ離れたところから見て、その人が見える最小の指標で視力を判定。

●近見視力検査

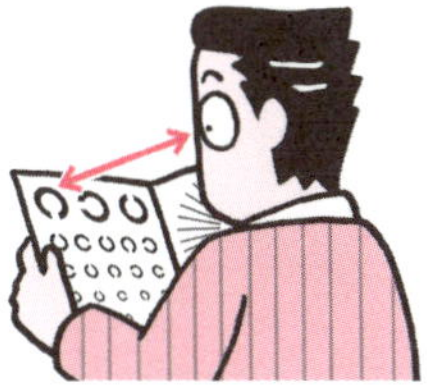

同様の指標を用いた近距離用の視力表を用い、30㎝離れた距離から見る。

調節検査

遠くから近くまで、どの距離からどの距離までがはっきり見えるか、目の調節力を調べる検査です。

近点計では、はっきり見える最も近い点までの距離が測定でき、**赤外線オプトメーター（アコモドメーター）**という装置では、最も近い点と最も遠い点の両方の距離が測定できます。

老眼の程度を調べるほか、見えにくさや眼精疲労の原因を調べるために行われることがあります。

知っておきたい

「屈折」と「調節」

目に入った光は、主に角膜《かくまく》と水晶体《すいしょうたい》で「屈折」することで、網膜《もうまく》上に像を結びます。この屈折で網膜にうまく焦点が合わないのが、近視・遠視・乱視などの屈折異常です。

遠くも近くもはっきり見るために、目は水晶体の厚みを変えることで、光の屈折角度を変えてピントを合わせています。これが「調節」という働きです。加齢にともなってその働きが衰え、近くにピントが合わなくなるのが老眼です。

眼鏡などで屈折を矯正してもよく見えない、近くだけでなく遠くも見えなくなったという場合は、目の病気が疑われます。

細隙灯顕微鏡検査

細隙灯《さいげきとう》（スリットランプ）顕微鏡という装置を使って、眼球の状態を詳しく観察する検査です。眼科を受診した際に行われる最も基本的な検査といえます。

暗くした部屋で、患者さんの目に細く強い光の束を斜め方向から当て、顕微鏡で拡大して眼球の表面や内部を調べます。まぶたやまつげ、結膜《けつまく》、角膜、前房《ぜんぼう》、虹彩《こうさい》、水晶体などを観察でき、さらに付加レンズを用いると、前房の隅角《ぐうかく》や、硝子体《しょうしたい》、眼底《がんてい》の様子も見られます。染色液を点眼して角膜や結膜の傷の検出もできます。

眼球のほとんどの部位を観察できますが、特に角膜や水晶体の状態を調べるのに重要で、白内障《はくないしょう》などはこの検査でほぼ診断がつきます。

細隙灯顕微鏡検査では、検査中にまぶしさを感じることはありますが、痛みはありません。

眼底検査

眼底の網膜などの状態を調べる検査です。一般には**倒像《とうぞう》鏡**という検査用の機器や、前述の**細隙灯顕微鏡**を使って行われます。

細隙灯顕微鏡検査

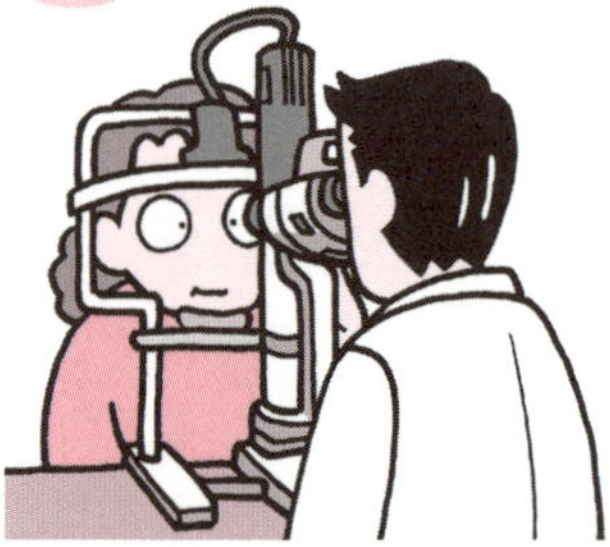

額とあごを固定した患者さんの目に、スリットランプから出る細い光の束を斜め方向から当て、顕微鏡で観察する。

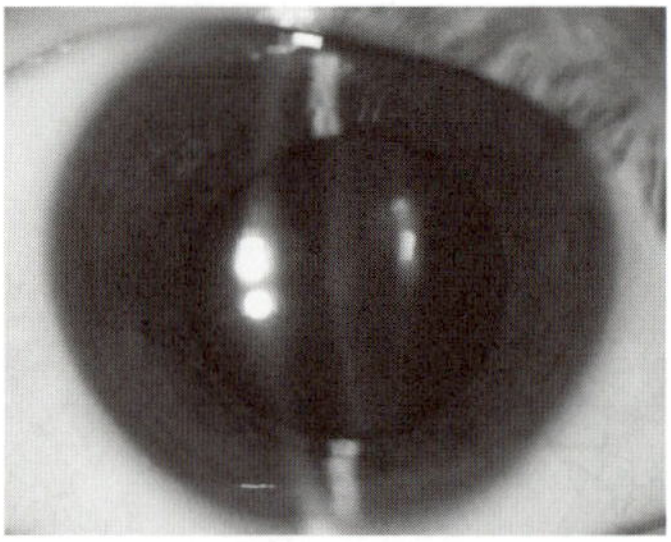

角膜や水晶体などの透明な組織を光で切ったように観察できる。

眼底検査

瞳孔から眼底をのぞき、拡大して見る。

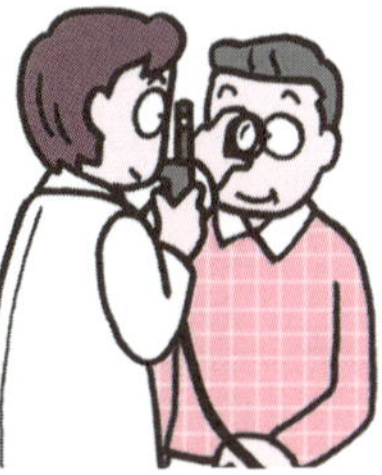

倒像鏡による検査

●正常な眼底

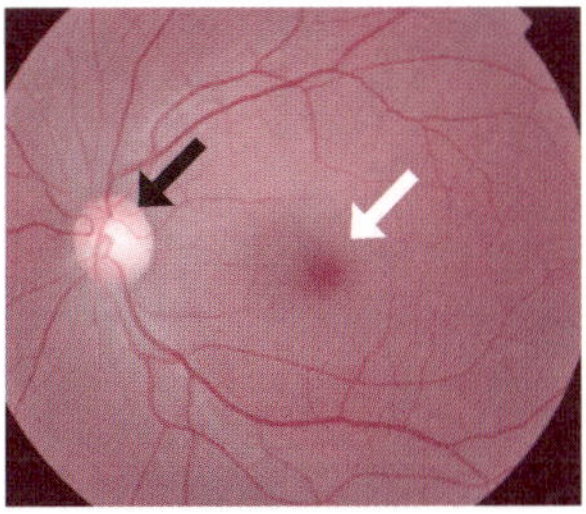

視神経乳頭（黒矢印）や黄斑部（白矢印）、網膜の血管の状態などを観察できる。

●糖尿病網膜症

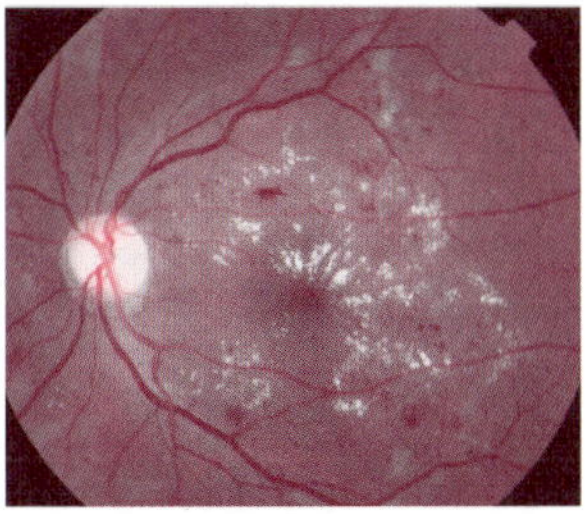

網膜の細い血管からの出血や、血液成分が沈着してできた白斑などもわかる。

倒像鏡は、凸レンズを患者さんの目の前に置き、50㎝ほど離れた位置から検眼鏡の光を当てて、眼底を拡大して観察します。

細隙灯顕微鏡を使う場合は、角膜の上に検査用の特殊なコンタクトレンズをのせたり、前方にレンズを置いたりして、細隙灯を当て、眼底をのぞきます。

いずれも、瞳孔から眼底をのぞいて、網膜や視神経乳頭《にゅうとう》、血管の状態などを観察します。網膜の出血や白《はく》斑《はん》（血管からしみ出した血液成分が沈着して生じる白いしみ）、浮腫《ふしゅ》（むくみ）などもわかり、網膜裂孔《れっこう》・網膜剥離《はくり》、糖尿病網膜症、加齢黄斑《おうはん》変性などの病気や、緑内障《りょくないしょう》の診断に重要な視神経乳頭の陥凹《かんおう》などを見つけることができます。

散瞳薬を使ったあとは車の運転を避ける

眼科の検査では、詳しく調べるために、検査前に瞳孔を開く散瞳薬《さんどう》を点眼することがよくあります。

散瞳薬を使った場合は、検査後も3時間くらいは瞳孔が開いたままになるため、光がまぶしかったり、ピントが合わないため物がぼやけて見えたりします。そのため、その間は車を運転したり、自転車に乗ったりするのは危険です。

眼科の検査を受けるときは、自分で運転する車や自転車で行かないようにしましょう。

また、網膜は体の中の血管を直接観察できる唯一の部位なので、従来、高血圧や動脈硬化の程度をみる目的でも眼底検査が行われてきました。

眼底を詳しく調べるには、検査前に瞳孔を開く点眼薬（散瞳薬《さんどう》）を使って、十分に瞳孔を広げてから観察します。

そのほか、眼底をさらに詳しく調べるには、次のような検査法があります。

●光干渉《ひかりかんしょう》断層計（OCT）

眼底に赤外線を照射し、反射して返ってきた波を解析することで、眼底の断層像を描き出す装置です。通常の眼底検査では網膜の表面の様子しか調べられませんが、この検査では網膜から脈絡膜《みゃくらくまく》までの断面の様子が詳しくわかり、異常な新生血管や網膜の浮腫や剥離、網膜色素上皮の異常なども見てとれます。

造影剤を使わない検査で、散瞳薬も使わずに数分で行えるため、患者さんに負担がかからず、繰り返し行えます。最近では、経過観察でもこの検査を行うことが増えてきています。

●蛍光眼底造影

蛍光色素を含んだ造影剤を使って

光干渉断層計（OCT）

●正常な黄斑部

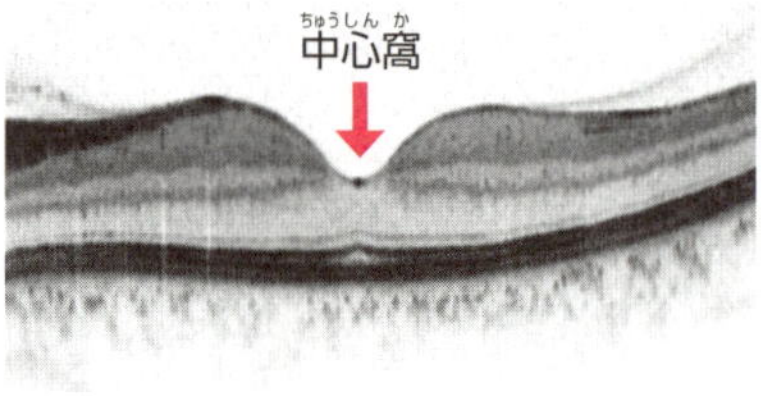

層になった網膜から脈絡膜にかけての状態が、断面像で詳しく観察できる。

●加齢黄斑変性

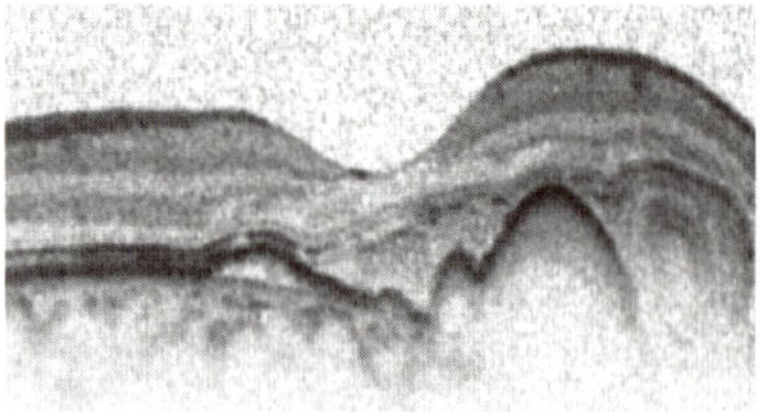

異常な新生血管の状態や中心窩との位置関係、網膜が持ち上がっている様子などがわかる。

眼底を調べる検査です。造影剤を腕の静脈に注射し、眼底の血管に流れていったところで、眼底カメラで調べます。

網膜や脈絡膜の血管の状態や、血液の流れ、網膜や脈絡膜の損傷などがわかります。特に、滲出《しんしゅつ》型の加齢黄斑変性や中心性漿液《しょうえき》性脈絡網膜症などの診断や治療方針の決定には欠かせない検査です。

造影剤としてはフルオレセインが広く使われていますが、これで見えるのは主に網膜色素上皮細胞までです。その外側にある脈絡膜の血管を調べるには、インドシアニングリーンという造影剤を使った検査を追加して行います。

検査に使う造影剤はごく少量で、1時間ほどで尿や胆汁に排出されます。ときに吐き気を催す人もいますが、一時的なものです。フルオレセインは黄色い色素を含むため、検査後に体や尿、涙が黄色くなることがあります。

蛍光眼底造影

●正常な眼底

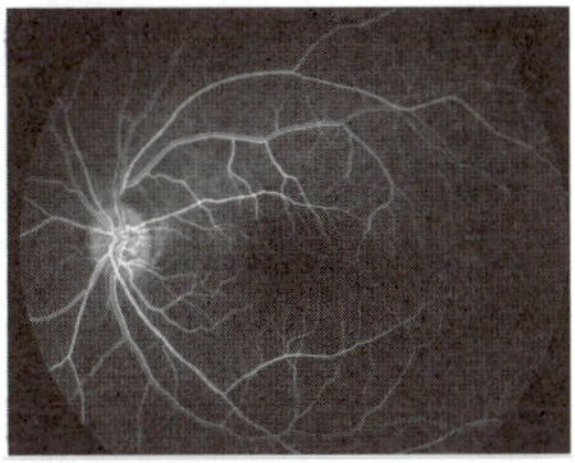

造影剤のフルオレセインを使って網膜を観察した画像。血管がはっきりと写し出されている。

●中心性漿液性脈絡網膜症

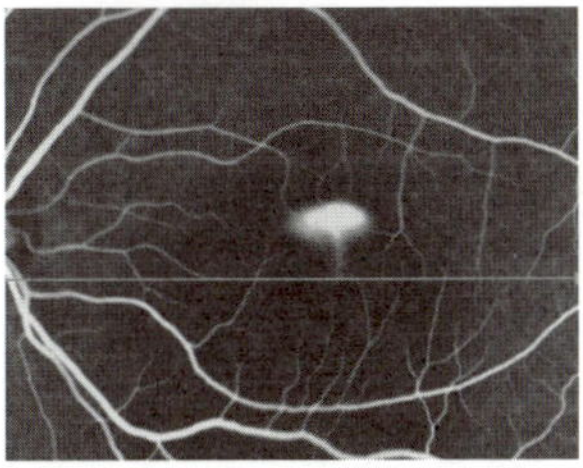

造影剤がもれ出ている部位が明らかに確認できる。

知っておきたい

問診で症状を伝えるポイント

眼科を受診した際の問診では、いつから、どんな症状が、どのように現れたのか、といった基本的なことに加え、どのような見えにくさかを詳しく伝えることが、必要な検査を絞り込むのにも役立ちます。たとえば次のような点です。

- ●遠くが見えないのか、近くが見えないのか
- ●明るいところと暗いところではどちらが見えにくいのか
- ●全体的にかすんでいるのか、一部分が見えないのか
- ●片方の目で見れば問題ないのか、片方の目で見たときにおかしいのか

眼圧検査

眼球の内圧、つまり内側から外側へ押している圧力を**眼圧**といいます。眼圧を調べる検査にはいろいろな方法がありますが、代表的なのは次の二つです。

●空気圧による非接触型眼圧計

眼球に瞬間的に空気を吹きつけ、角膜のへこみ具合から眼圧を測定する方法です。痛みもなく、手軽に行えるため、健康診断などでよく行われますが、眼圧は心臓の拍動によっても変動するため、計測時間が短いぶん、ばらつきも大きくなります。

●ゴールドマン圧平式眼圧計

細隙灯顕微鏡に取り付けた眼圧計を角膜の表面に接触させ、接触面が一定の面積になるまで圧迫していって、そのときの圧力が眼圧として測定されます。

眼球に器具を直接当てることになりますが、事前に点眼麻酔をするので、痛みはありません。検査後10分間くらいは、表面の乾きを防ぐため、意識的にまばたきをするか、目を閉じているようにしてください。

視野検査

正面を見たときに目を動かさずに見える範囲を**視野**といい、それが欠けていないかを調べる検査です。緑内障の診断や経過チェックに重要で、網膜剥離など、網膜の異常を発見するのにも用いられます。

検査の方法には、手動で指標を動かす**動的視野検査**や、指標を固定して明るさを変化させる**静的視野検**

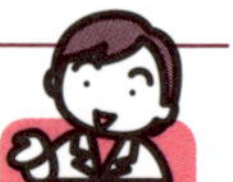

アドバイス

見え方のチェックは自分でもできる

アムスラーチャートによる検査は、加齢黄斑変性の早期発見に重要な検査です。格子状の線が描かれた紙などを利用すれば、自分でも行えます。目から30～35cmほど離して持ち、必ず片方ずつチェックするのがポイントです。毎回、時間を決めて、なるべく同じ条件でチェックすると変化に気づきやすいでしょう。

中心からいろいろな距離にマークを描いた紙を回して、視野の欠けをチェックする方法は、緑内障の視野欠損の発見にも役立ちます（p152）。

巻末付録も活用して、セルフチェックをしてみてください。

査などがありますが、最近はコンピュータを使った自動視野計による静的視野検査が一般的です。

自動視野計では、どれだけ弱い光まで見えるかを測定することで、見える範囲とともに感度も調べられ、感度の分布は図示（グレースケール表示）することもできます（左図）。

また、加齢黄斑変性などの黄斑部の異常をチェックするには、**アムスラーチャート**という碁盤《ごばん》の目のような図を使った検査が有用です。

視野検査

（自動視野計によるグレースケール表示）

●正常

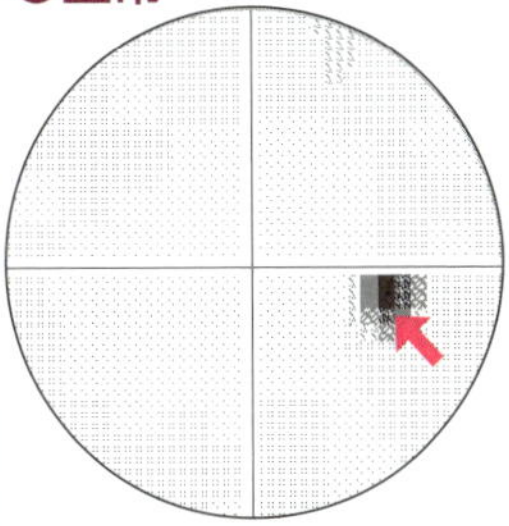

矢印はマリオット盲点といい、もともと見えない部分。

●視野欠損

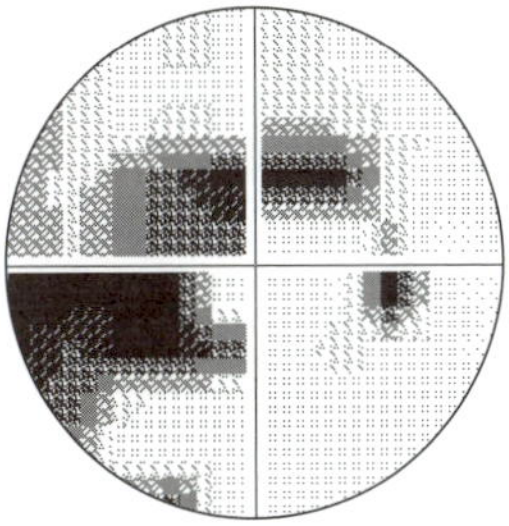

黒くなっている部分が見えなくなっている。

その他の検査

●超音波検査

まぶたの上から超音波を発する器具を当て、眼球内を画像化します。水晶体の濁りや眼内の出血で内部の様子が見えないときに行われます。

●網膜電位図検査

網膜は光を電気信号に変えて脳に伝えています。この検査では、光の刺激を与えて網膜の電気的な反応を波形化し、機能の異常をとらえます。

視野検査（アムスラーチャート）

●健康な人の場合

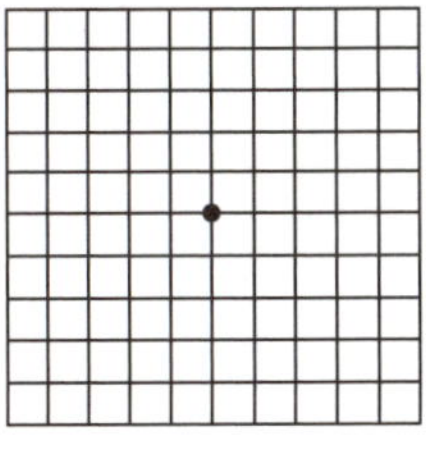

●黄斑部に異常がある場合

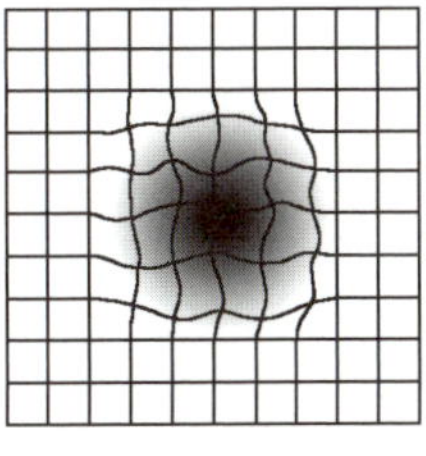

アムスラーチャートは格子状の図が描かれた検査器具。黄斑部の異常による中心暗点や変視症などをチェックする。

健康診断の目の検査でわかること・わからないこと

成人の健康診断で行われる目の検査としては、視力検査、眼圧検査、眼底《がんてい》検査などが一般的です。

●視力検査

職場などの健康診断で行われるのは、5mの距離から視力表を見る「遠見《えんけん》視力検査」が基本です。

近年は、簡易視力測定器が用いられることも増えています。通常、最初に眼鏡やコンタクトレンズを用いずに「裸眼《らがん》視力」を、次いで眼鏡やコンタクトレンズを装用して「矯正《きょうせい》視力」を測定します。

ただし、本来、眼科でいう矯正視力とは、適切な矯正をしたうえでの最高視力をさしますが、健康診断では、検査時に使用した眼鏡やコンタクトレンズでの測定値です。

大人になってからの視力検査で注意を要するのは、視力低下、つまり以前は見えていたものが見えなくなることです。視力低下があれば、眼科での検査が必要です。

●眼圧検査

健康診断では、空気圧による非接触型眼圧計による検査が一般的です。簡便ですが、半面、脈拍の影響を受けて測定値が安定しにくく、また目の形や角膜《かくまく》の厚さによる誤差が生じやすい人もいます。

また、日本では眼圧が正常範囲でも起こる緑内障《りょくないしょう》が多いことがわかってきたので、眼圧が高くないから緑内障でないとはいえません。

●眼底検査

健康診断では、瞳を広げる点眼薬を使う「散瞳《さんどう》」をせず、暗い部屋で眼底写真を撮ります。

網膜《もうまく》の血管は体外から直接観察できる唯一の血管で、以前は動脈硬化の状態を知る手がかりとして重視されましたが、最近では緑内障による視神経乳頭《にゅうとう》の変化や糖尿病網膜症の発見が重要になっています。ただし、観察できる範囲は散瞳した場合より狭く、眼科で行うように詳細には調べられません。

目の病気の早期発見には、健康診断を受けていれば安心ともいえないのです。50歳を超えたら、眼科での定期検診が勧められます。

第2章

白内障

～目がかすむ、見えにくい

高齢になれば、ほとんど誰にでも起きてくる「白内障《はくないしょう》」。水晶体《すいしょうたい》が濁って、目のかすみや視力低下などが起こりますが、濁った水晶体の代わりに人工の眼内レンズを入れる手術で回復できます。手術法の進歩で患者さんの身体的な負担も軽くなり、レンズの種類も増えて、生活に合った〝新しい目〟を選べるようになっています。

監修：服部隆幸

白内障とはどんな病気？

程度の差はあれ、高齢になれば誰にでも起きてくる

レンズ役の水晶体が濁って視力が低下する

　私たちの目に入ってきた光は、角《かく》膜《まく》を通って、水晶体《すいしょうたい》で屈折し、網膜《もうまく》に像を結びます。目のしくみはよくカメラにたとえられますが、そのレンズにあたるのが水晶体です。

　水晶体はたんぱく質と水分でできた弾力性のある組織で、直径10㎜、厚さ4㎜ほどの、両面がふくらんだ凸レンズ形をしています。外側を嚢《のう》という薄い膜に包まれ、前面が前嚢《ぜんのう》、後面が後嚢《こうのう》と呼ばれています。水晶体の中身は、中心部に核《かく》があり、周囲には軟らかい皮質《ひしつ》が取り巻いています。

　正常な水晶体は無色透明で、光をよく通します。ところが、何らかの理由で水晶体のたんぱく質が変性して濁ってくることがあります。これが白内障《はくないしょう》です。

　レンズが濁ると、外からの光が十分に入らなくなり、また、乱反射して、網膜に鮮明な像を結べなくなります。その結果、物が見えにくくなる、まぶしく感じるなどの症状が現れ、視力障害が起こります。

知っておきたい

加齢白内障の年代別発症率

　加齢による白内障は一種の老化現象なので、高齢の人ほど多くみられるようになります。

　一般に60歳代くらいから症状が現れる人が多いのですが、80歳以上になるとほとんどの人にみられます。

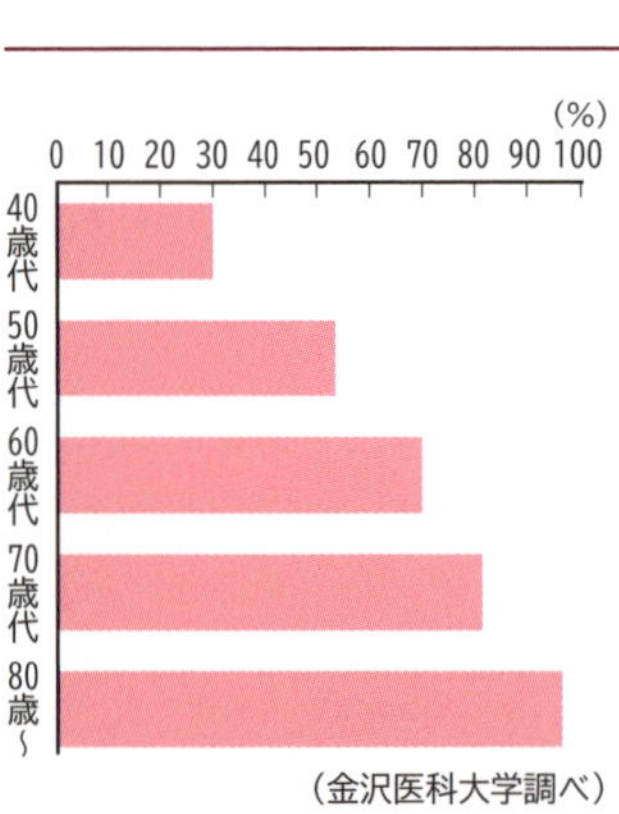

（金沢医科大学調べ）

白内障の多くは加齢が原因で起こる

白内障はいろいろな原因で起こりますが、最も多いのは加齢によって起こる**加齢白内障**（**老人性白内障**）で、白内障全体の9割以上を占めます。程度の差はあれ、誰でも加齢とともに水晶体は濁っていき、70歳代では約8割、80歳以上になるとほぼ全員に、水晶体の濁りがみられるといわれます。ただし、すべての人に視力障害が起こるわけではありません。

水晶体の濁り自体は老化現象で、完全に予防することはできませんが、白内障は治療により視力を取り戻すことができる良性の病気です。

白内障とは

●水晶体のしくみ

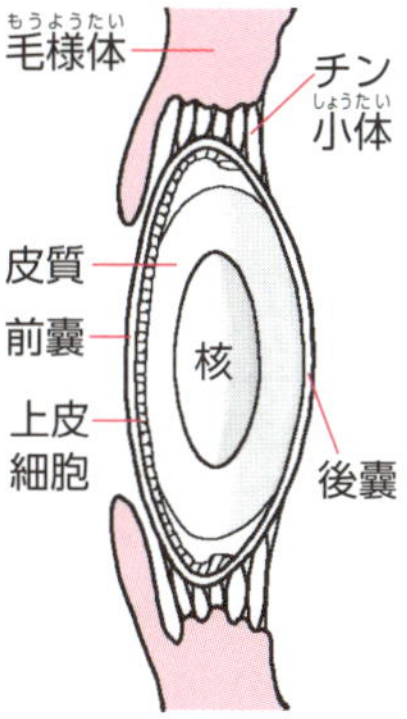

水晶体は、中心部の「核」とその周囲の「皮質」、それらを包む「嚢（前嚢、後嚢）」から成り、「チン小体」という細い繊維によって「毛様体」に連結している。

●正常な眼球では

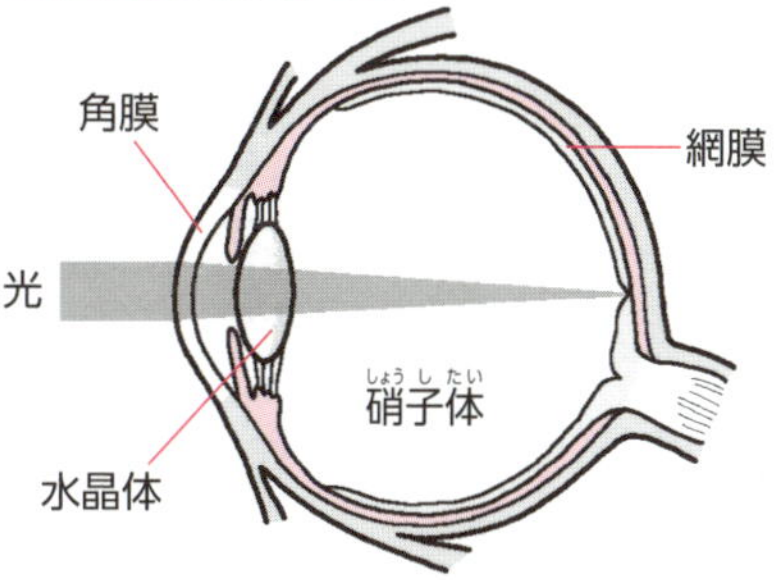

目に入ってきた光は、角膜と水晶体で屈折して網膜に像を結ぶ。

●白内障になると

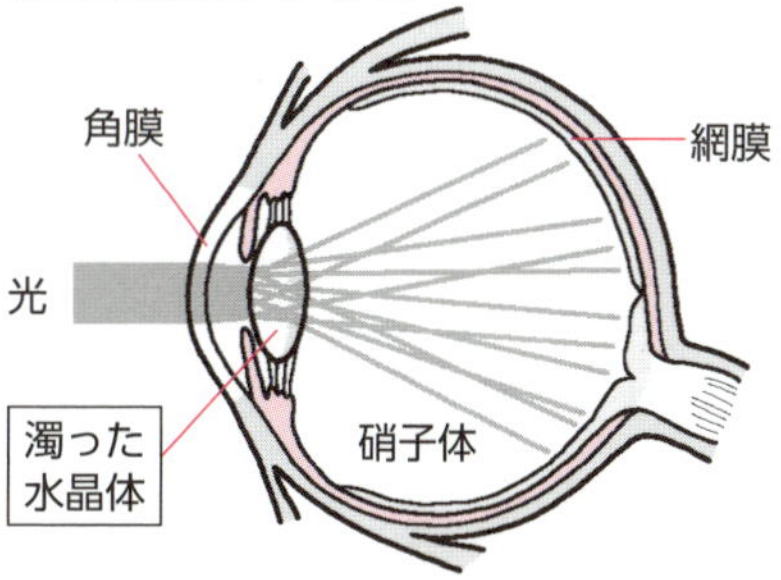

水晶体が濁ってくると、光がうまく通らなくなり、本来と異なる方向に屈折したり散乱したりして、見えにくくなる。

白内障で起こる症状

●「目がかすむ」「まぶしい」が代表的な症状

人によって気づき方はさまざま

加齢白内障《はくないしょう》は一般にゆっくりと進行します。そのため、見え方に異常が生じても、慣れてしまってすぐに気づかないことがよくあります。左右の目で発症する時期が異なると、片方が見えにくくなっても、もう片方が補って気づきにくいものです。また、水晶体《すいしょうたい》の濁り方によっても症状の現れ方が異なるため、人によって気づき方もさまざまです。

濁りが強くなると、徐々に次のような症状が現れてきます。

●目がかすむ、物がぼやけて見える

白内障でいちばん多い症状です。水晶体の濁りのために、霧がかかったように物がかすんで見えます。

●細かい文字が読みにくい

水晶体の濁りが進むと、視力が低下して、細かい文字が読みにくくなります。老眼と思いがちですが、白内障の場合は眼鏡をかけても見えにくさが変わりません。

●まぶしく感じる

水晶体の濁りが目に入った光を乱反射して、まぶしく感じ、ひなたで

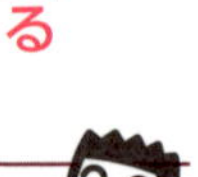

アドバイス

「眼鏡が合わなくなった」「近視の度が進んだ」と思う人もいる

近視の人では、白内障で水晶体の核が濁って硬くなり、屈折率が増したために、近視がより強くなったように感じる人がいます。

近視の眼鏡が合わなくなったと思って度の強い眼鏡に変えても、またすぐに合わなくなったなどという場合は、眼科で検査を受けてください。基本的に、近視（屈折異常）そのものが、中年以降にどんどん進むことはありません。

物が見えにくくなります。また、逆光のときは全く見えなくなることもあり、車の運転中に対向車のライトで前が見えなくなる人もいます。

●暗いところで見えにくい

水晶体が濁ると網膜《もうまく》に届く光の量が減るため、薄暗いところで細かいものが見えにくくなったと感じます。

●物が二重、三重に見える

物がダブって見える症状を複視《ふくし》といいます。水晶体が濁って、中心部の核《かく》とその周辺とで屈折率が違ってくると、片方の目で見ても物が二重、三重に見えます。

●左右の目で明るさが違って見える

片方の目だけ白内障が進むと、その目だけ網膜に届く光の量が少なくなって暗く感じ、左右で違って見えるようになります。

●近くがよく見えるようになる

水晶体の核が硬くなると、屈折率が増して、近くがよく見えるようになります。あくまで一時的な症状で、白内障が進行すると、いずれ視力は低下していきます。

白内障の代表的な症状

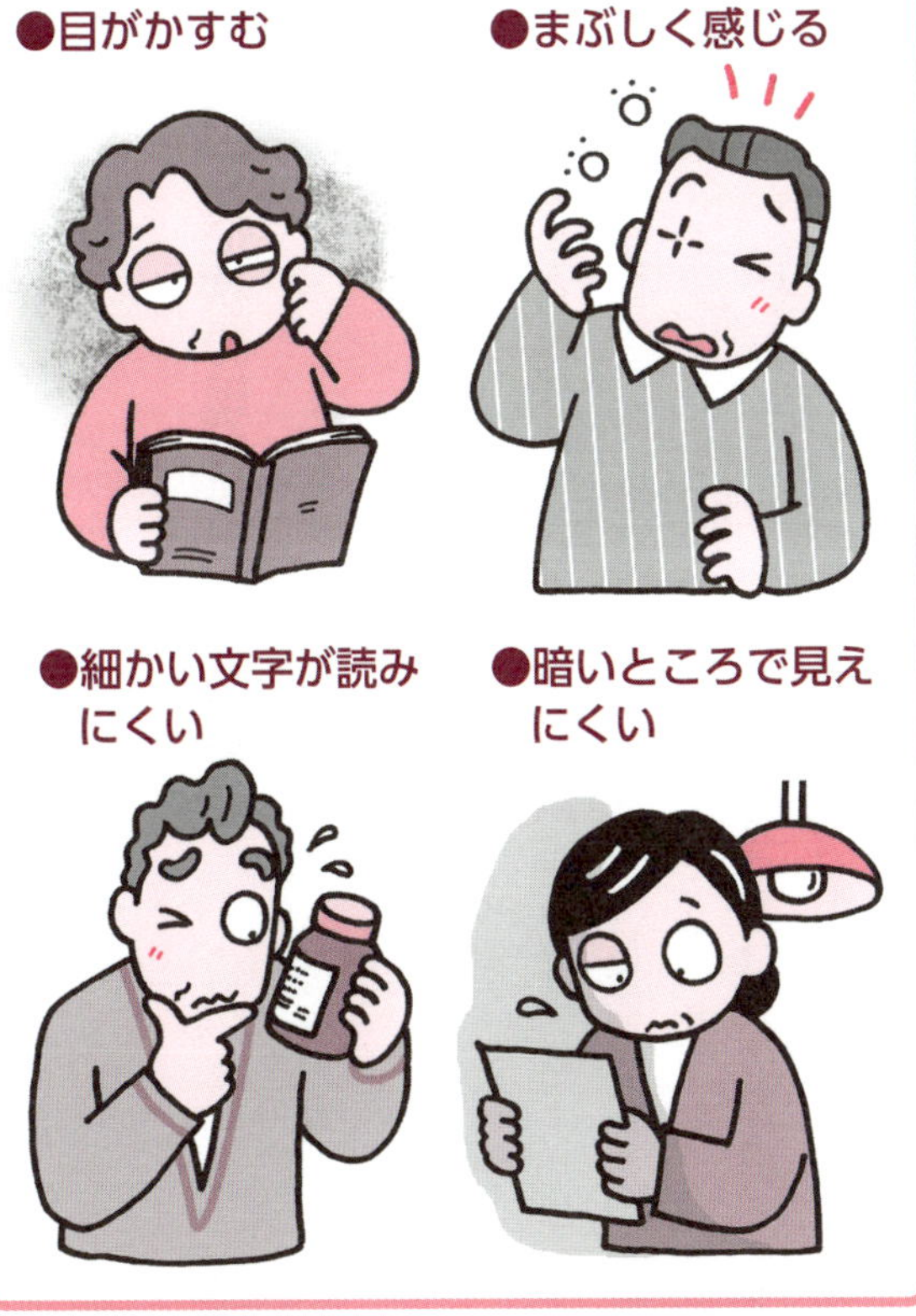
●目がかすむ
●まぶしく感じる
●細かい文字が読みにくい
●暗いところで見えにくい

濁り方による白内障のタイプと進行

水晶体の濁り始める部位によって症状の現れ方も異なる

水晶体の濁り方には四つのタイプがある

白内障《はくないしょう》は水晶体《すいしょうたい》の濁り方によって次のようなタイプがあり、それによって症状の現れ方も違ってきます。

▼皮質《ひしつ》白内障……水晶体の周辺部の皮質から濁るもので、加齢白内障に多いタイプです。初期には症状に気づきにくいのですが、薄暗いところのほうが見えにくくなります。濁りが広がると、まぶしく感じたり、かすんできたりします。水晶体の中央まで濁ると視力が低下します。

▼核《かく》白内障……水晶体の中心部の核から濁るタイプで、加齢白内障や強度の近視がある人に多くみられます。核が濁って硬くなると、水晶体の屈折率が高くなって、近視のある人は近視が強くなり、老眼のある人は近くが見えやすくなります。物が二重に見えることもあります。その後、目がかすむようになります。

▼後嚢下《こうのうか》白内障……水晶体の後ろ側の後嚢に近い皮質が濁ってくるタイプです。まん中から濁り始めるため視力に影響しやすく、自覚症状がより強く感じられます。ステロイド

ここが聞きたい

Q 水晶体が一度濁ると、よくなることはないの？

A 水晶体は、誰でも加齢とともに徐々に透明度が低下して濁ってきます。年をとれば、程度の差はあれ、水晶体に濁りがあるのは普通です。

この濁りは、残念ながら元に戻すことはできません。ただし、水晶体が濁り出しても、症状の現れ方や病気の進み方は人それぞれです。治療については、個々の患者さんごとに検討していくことになります。

薬を長期に服用している人や糖尿病の人に起こりやすいタイプですが、加齢白内障にもみられます。

そのほか、前嚢《ぜんのう》の内側の皮質がまん中から濁り始めるタイプ（前嚢下白内障）があり、早期から明るい場所で見えにくくなります。アトピー性皮膚炎の人の白内障（p54）に多く、加齢白内障ではまれです。

濁りが進むほど目のかすみが強くなり、視力が低下する

加齢白内障では皮質から濁り始めるタイプが最も多くみられますが、実際には複数のタイプをあわせもっていることもよくあります。どのタイプでも水晶体の濁りが進めば目のかすみも強くなり、視力が低下して、眼鏡などで矯正《きょうせい》できなくなります。

水晶体の濁り方による白内障の主なタイプ

皮質白内障　水晶体の周辺部の皮質から濁るタイプ

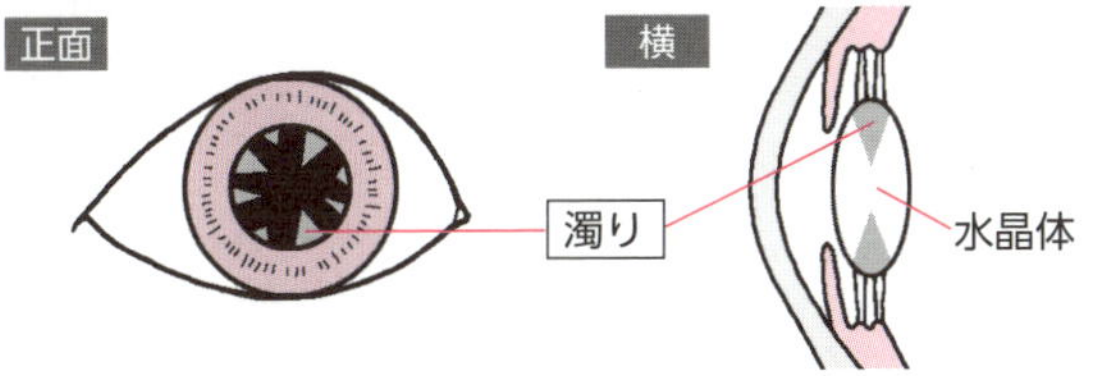

水晶体の周辺部からくさび形の濁りが生じてくる。初めは症状に気づきにくいが、暗いところで見えにくかったり、まぶしいと感じたりすることもある。

核白内障　水晶体の中心にある核から濁るタイプ

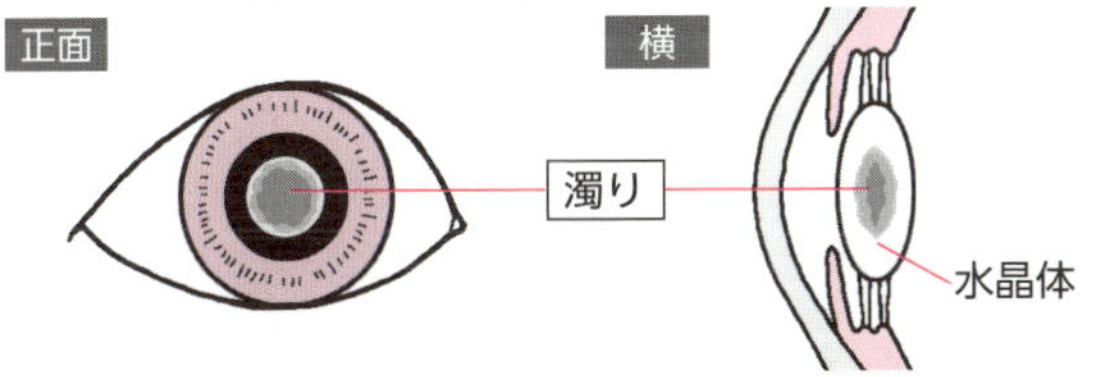

核が硬くなって屈折率が高まるため、近視が強くなったり、老眼の人は一時的に近くが見えやすくなったりする。

後嚢下白内障　水晶体の後ろ側の皮質から濁るタイプ

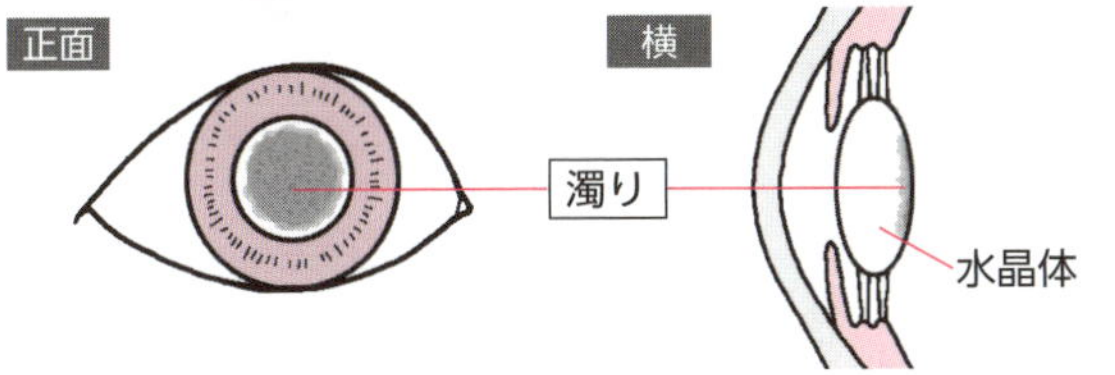

まん中から濁り始めるため、早くから症状が現れやすく、明るいところでまぶしく感じたりする。

白内障の検査と診断

白内障かどうかに加え、ほかの病気がないかを調べることが重要

白内障かどうかは、問診と細隙灯顕微鏡検査でわかる

目がかすむなど、白内障《はくないしょう》が疑われる症状があって眼科を受診すると、まずは問診が行われます。白内障があるかどうかは、検査をすればわかりますが、それだけが症状の原因かどうかはわかりません。それを見極めるためにも問診が重要です。

▼問診……症状が現れ始めた時期、症状が出る前の視力や近視・遠視などの有無、ほかの病気や使用中の薬、目の病気や外傷の既往などを聞かれます。かなり以前に負った目の外傷などは、伝え忘れがちですが、「外傷性白内障」（p54）の場合は、手術法が異なることもあります。

問診に引き続き、視力検査、細隙《さいげき》灯《とう》顕微鏡検査が行われます。

▼視力検査……一般に、遠くを見る遠見《えんけん》視力検査（p20）が行われ、「裸《ら》眼《がん》視力」と、眼鏡やコンタクトレンズを使っての「矯正《きょうせい》視力」を調べます。矯正視力が落ちている場合は、白内障や網膜《もうまく》の障害の可能性があります。近視や遠視などの状態を調べるために、「屈折検査」も行います。

知っておきたい

問診で聞かれること

- ●いつごろから症状が現れたか
- ●症状が現れる前の見え方はどうだったか
- ●もともと近視や遠視があるか、視力はどれくらいか（矯正視力）
- ●いつごろから老眼鏡を使っているか
- ●ほかに病気はあるか（糖尿病、高血圧、アレルギーなど）
- ●目の病気やけがをしたことはあるか
- ●使用中の薬はあるか（「お薬手帳」を持参するなどして具体的に伝える）

▼細隙灯顕微鏡検査……隙間を通した細い光を目に当てて、顕微鏡で目の中を拡大して観察する検査で、角膜《かくまく》や水晶体《すいしょうたい》の状態を調べます（p22）。白内障が起きているかどうかはもちろん、水晶体のどの部分がどの程度濁っているかもわかります。白内障の診断には欠かせない検査です。

眼圧・眼底検査などでほかの病気がないか調べる

白内障があることはわかっても、ほかの病気が併発していると、治療の進め方や治療法の選択が違ってくることがあります。そのため、**眼圧検査**（p26）や**眼底《がんてい》検査**（p22）などを行って、白内障の原因となるぶどう膜炎や、緑内障《りょくないしょう》など、ほかの目の病気がないかを調べます。

白内障が進行していて水晶体の濁りが強く、眼底がよく見えない場合には、**超音波検査**（p27）や**網膜電位図検査**（p27）などが必要になることもあります。

細隙灯顕微鏡検査

●健康な人の目

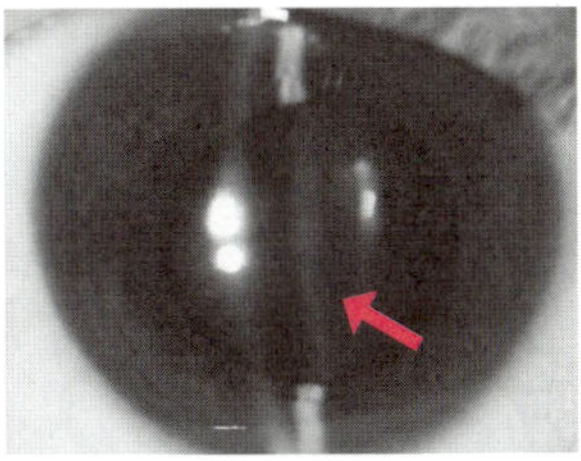

水晶体は透明で、光をよく通す。濁りは見られない。

●白内障の人の目

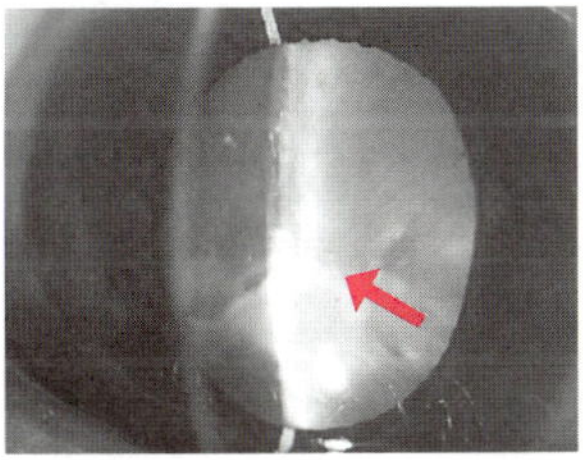

水晶体が濁って、白っぽく見える。

白内障のある人は緑内障の有無を必ず確認する必要がある

眼圧検査は通常、緑内障を診断するために行われる検査ですが、白内障が進行すると、水晶体がふくらんで眼圧が上がり、緑内障を併発することがあります。

また、白内障の検査や治療でよく用いられる散瞳《さんどう》薬（瞳孔《どうこう》を開くための薬）は、緑内障のある人に点眼すると、急に眼圧が上がって発作を誘発するおそれがあります。その点でも、あらかじめ緑内障の有無を調べておく必要があるのです。

白内障と緑内障を併発している人では、治療の際にも、二つの病気の手術をあわせて行ったほうがよいことがあります。

白内障の治療の進め方

治療の中心は手術。不便を感じ始めたら手術を考える

治療法は「経過観察」「薬物療法」「手術」

白内障《はくないしょう》の治療法には、経過観察、薬物療法、手術があります。白内障を**根本的に治す**には、濁った水晶体《すいしょうたい》を取り除いて、代わりに人工レンズを入れる**手術が必要**です。ただし、白内障とわかったら、誰もがすぐに手術を受けなければならないわけではありません。

白内障の治療の目的は、水晶体の濁りを取ることで、**低下した視力を回復し、日常生活の不自由さを解消する**ことにあります。患者さんの視力低下の程度や、それがどのくらい生活の支障になっているかによって、手術の必要性は違ってきます。

生活に支障がなければ経過観察と薬物療法

白内障と診断されても、日常生活に支障がない程度であれば、特別な治療をせずに、**経過観察**で様子をみるという選択肢もあります。その場合も定期的に眼科で検査を受けて、進行状況をチェックします。日常生活の工夫によって、気になる症状の

アドバイス

白内障の手術の前にはほかの目の病気がないか十分に確認する

白内障があることは明らかでも、もし視力低下の原因が黄斑《おうはん》変性など、ほかの部分にもあれば、せっかく水晶体の手術を受けても視力の回復は望めません。

白内障の手術を行う前には、視力低下の原因となるほかの病気がないかどうか、十分に調べる必要があります。

白内障の薬

一般名	主な製品名	剤形・使い方
ピレノキシン	カタリン	点眼用錠剤。溶解液に溶かして、1回1～2滴、1日3～5回
	カタリンK GE	点眼用顆粒。溶解液に溶かして、1回1～2滴、1日3～5回
	カリーユニ	点眼液。1回1～2滴、1日3～5回
グルタチオン	タチオン	点眼用錠剤。溶解液に溶かして、1回1～2滴、1日3～5回
チオプロニン	チオラ	内服用錠剤。1日1～2回服用

GE はジェネリック薬あり

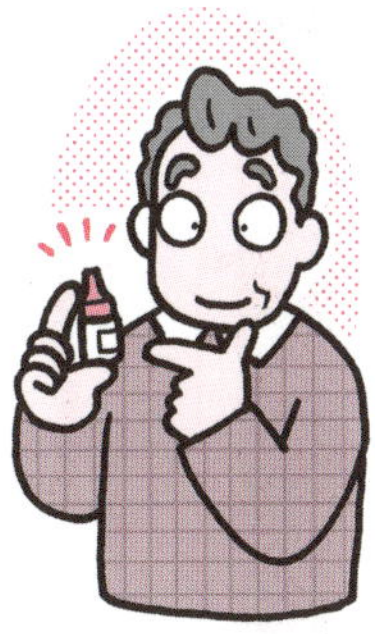

緩和をはかりましょう（p52）。

また、視力がそれほど低下していないうちなら、**薬物療法**が行われることもあります。白内障の薬としては、上表のような点眼薬や内服薬があり、主に点眼薬が用いられます。

ピレノキシンは、水晶体をくもらせるたんぱくの変性を防ぐことで、グルタチオンは不溶性たんぱくができるのを抑えることで、水晶体の透明性を維持しようとするものです。

ごく初期の白内障では、点眼薬で進行を遅らせることができる場合もありますが、今のところ、薬で白内障の進行を止めたり、水晶体の濁りを回復させることはできません。

経過観察や薬物療法で様子をみていても、視力低下が進んで生活が不自由になれば、**手術**を検討します。

ここが聞きたい

Q 白内障の点眼薬を使っているが、効果が感じられない。

A 白内障の初期には、点眼薬を使いながら経過をみるのは一般的なことです。ただし、白内障の薬は、進行を少し遅くすることを目的に使うもので、点眼すれば水晶体の濁りが取れるわけではありません。かすんでいた目がすっきり見えるようになる効果を予想していたのであれば、残念ながらそれは期待できません。

患者さんのなかには、点眼すると目がさっぱりするという人もいます。それも効用のひとつでしょう。点眼薬を使っていても水晶体の濁りが進み、生活が不自由になってきたら、やはり手術を考えてください。

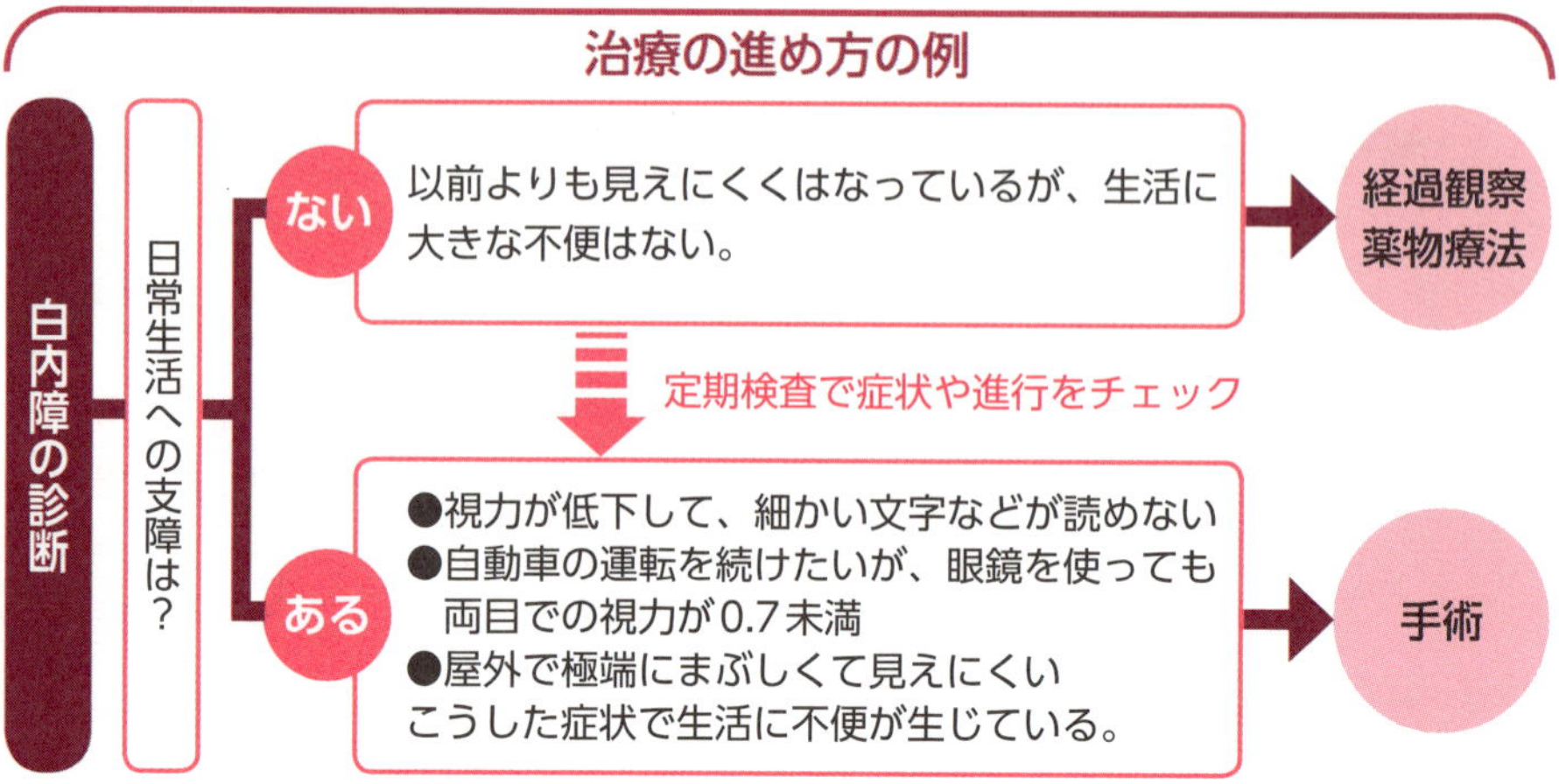
治療の進め方の例
白内障の診断
日常生活への支障は？
ない
以前よりも見えにくくはなっているが、生活に大きな不便はない。
経過観察
薬物療法
定期検査で症状や進行をチェック
ある
●視力が低下して、細かい文字などが読めない
●自動車の運転を続けたいが、眼鏡を使っても両目での視力が0.7未満
●屋外で極端にまぶしくて見えにくい
こうした症状で生活に不便が生じている。
手術

生活に支障が出てきたら手術のタイミング

同じ視力でも、その人の生活によって支障度は異なります。自動車の運転をする人では両目での視力が0.7以上必要ですし、ほとんど家の中で暮らしている高齢者では、視力が0.4でも困っていないかもしれません。検査時には視力が1.0近くあっても、明るいところに出ると見えなくて困るという人もいます。

白内障の場合、**患者さん自身が日常生活に不便を感じるようになったら、手術の適応**と考えられています。ただし、進行した白内障でほかの病気を併発するおそれがあるときなどは、医師から早めの手術を勧められることもあります。

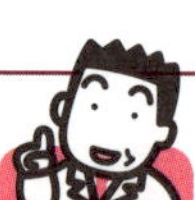

アドバイス

手術をすぐに行わないほうがよい場合もある

糖尿病網膜《もうまく》症（p108）があって状態が不安定なときは、手術で刺激を与えると網膜に悪影響が及ぶおそれがあるので、まず糖尿病の治療をしっかり行います。

また、角膜《かくまく》の内側を覆う角膜内皮《ないひ》細胞の数が減っている人（主にコンタクトレンズを長く使っていた人や眼科手術を受けた人）は、白内障の手術をするとさらに減少してしまうため、基本的には急いで手術をしません。

近視が強く、白内障の進行に左右差がある場合は、片方の目の手術をして眼内レンズを入れると、物の大きさが左右で違って見えるため、もう片方の目の白内障の進行を待って、両目を同時期に手術します。

白内障の手術を考えるとき

Q 白内障の手術も、早く受けたほうがよく治る？

A 手術は、水晶体の濁りがひどくなってから行っても、それほど濁っていないうちに行っても、手術後の見え方に違いはありません。白内障だけに関していえば、早期に治療しないと治りにくくなったり、治療が手遅れになって失明したりするという心配は無用です。

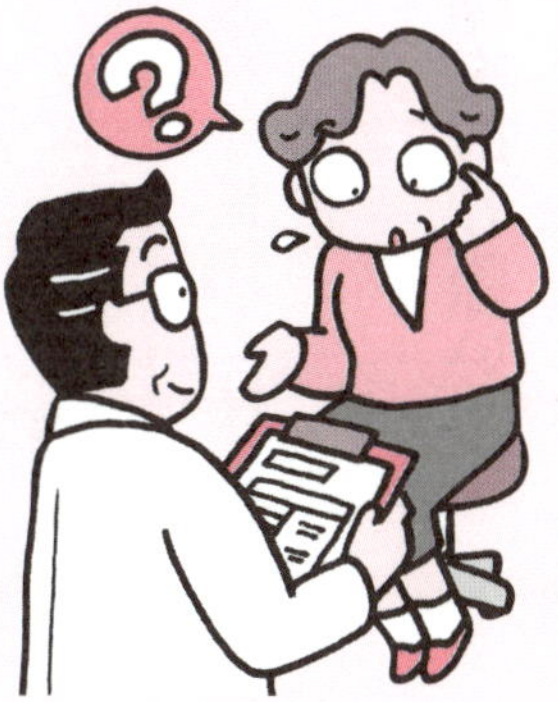

ただし、白内障を放置すると、ほかの目の病気が起こってきたり、病気が悪化したりする可能性がある場合は、すぐに手術が必要になります。たとえば、糖尿病網膜症があれば定期的な眼底《がんてい》検査が大切ですが、白内障のために眼底が見えないようであれば、早めに手術して網膜症の管理ができるようにする必要があります。

こうした理由で手術を勧められたら、なるべく早く受けるようにしてください。

Q 手術を受けると、白内障になる前と同じくらいまで見えるようになる？

A 白内障の手術をすれば、水晶体の濁りはなくなるので、そのために起きていた視力の低下は確実に回復します。

ただし、白内障が進んでいる間に網膜が変性していたり、緑内障《りょくないしょう》などの病気が併発していたりすれば、その程度によって、視力が決まってしまうこともあります。

手術後、どの程度まで視力が回復するかは、患者さんの網膜などの機能しだいといえます。

Q 何歳くらいまで手術を受けられる？　手術ができない人もいる？

A 白内障の場合は、高齢だから手術ができない、ということはまずありません。全身的な健康状態がよほど悪くない限り、100歳近い高齢者でも、手術は受けられます。

ほかの病気がある人でも、手術の方法や行う時期を検討すれば、全く手術ができないというケースはめったにありません。

手術が行われないのは、白内障の手術をしても視力回復が期待できない場合です。

白内障の手術

手術法と眼内レンズの進歩で、短時間で行える安全性の高い手術に

水晶体を取り除いて眼内レンズに入れ替える

白内障《はくないしょう》の手術は、濁ってしまった**水晶体《すいしょうたい》を取り除き、その代わりとなる人工のレンズ（眼内レンズ）を入れる**という方法で行われています。

眼内レンズは、左図のように直径6㎜ほどの丸いレンズと、目の中でレンズを固定するための2本のループからできています。

水晶体のように、見るものに合わせてピントを合わせる機能はありませんが、最近ではさまざまなタイプがあり、レンズの度数も自由に決められます。どのレンズを選ぶかは、手術前の見え方と手術後の希望をふまえ、医師とよく相談して決めることが大切です（p46）。

手術に先立って検査が行われる

手術前には、問題なく手術ができるかの確認や、手術の方法を決めるための検査が行われます。視力低下の原因が本当に白内障だけなのか、角膜内《かくまくない》皮《ひ》細胞が十分にあるかなどがポイントになります。あわせて全身

ここが聞きたい

Q 目の手術と聞くと怖い気がするが、痛くはない？

A 局所麻酔をしてから手術するので、手術の痛みは心配ありません。最近増えている点眼麻酔では、麻酔薬を注射するときの痛みもなくなっています。

手術中には、目の手術を受けているという感覚はあります。もし軽い痛みを感じることがあったら、申し出れば、麻酔を追加してくれます。手術後も痛みを感じることはまずありません。

白内障の手術―超音波乳化吸引術

❶前嚢を切り取り、皮質と後嚢をはがす

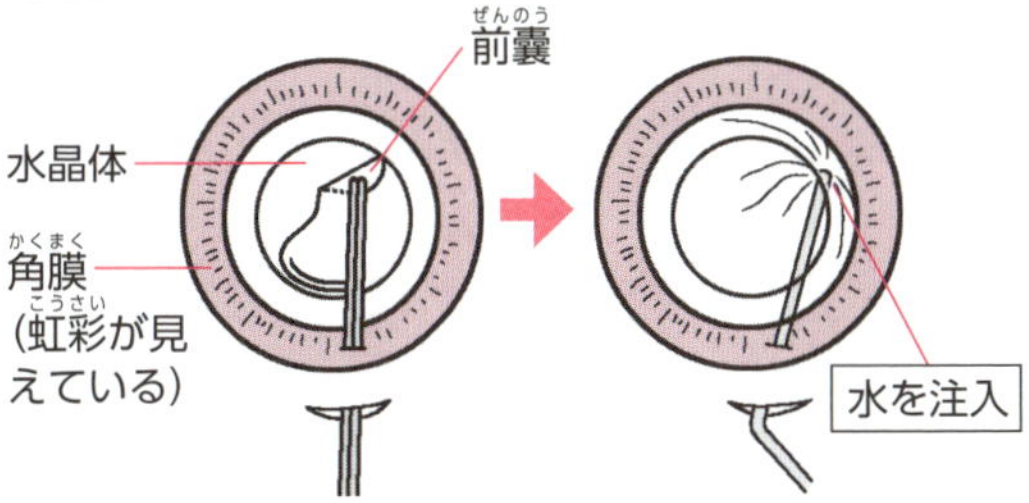

角膜と結膜《けつまく》の境目あたりを2～3㎜ほど切開し、ここから器具を入れて、水晶体の前嚢を丸く切り取る。そこから水を入れて、皮質と嚢を分離させる。

❷水晶体を砕いて吸引する

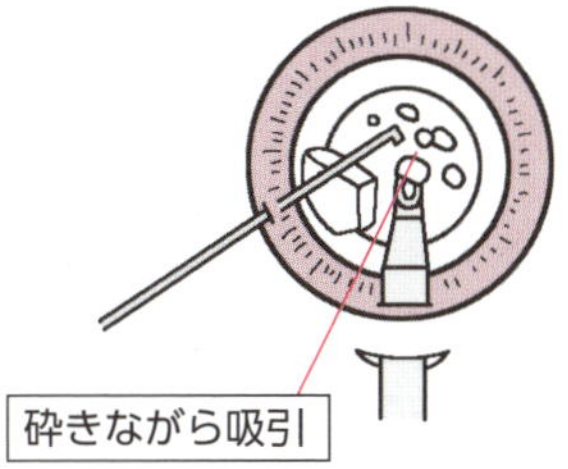

超音波を発する器具を使って、水晶体の核を砕き、核と皮質を細かく砕きながら吸引する。

❸眼内レンズを入れる

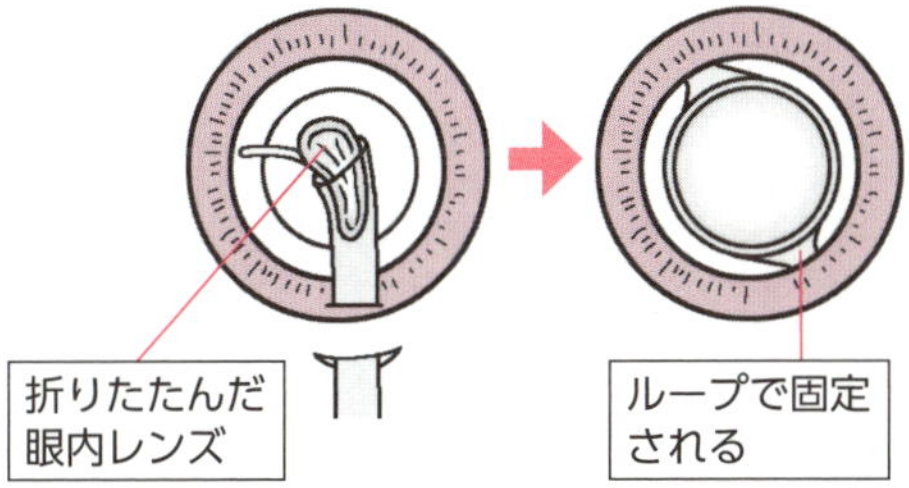

眼内レンズを折りたたんだ状態で挿入し、残した後《こう》嚢《のう》の上に置く。眼内レンズが広がって、ループによって後嚢の手前に固定される。

眼内レンズ

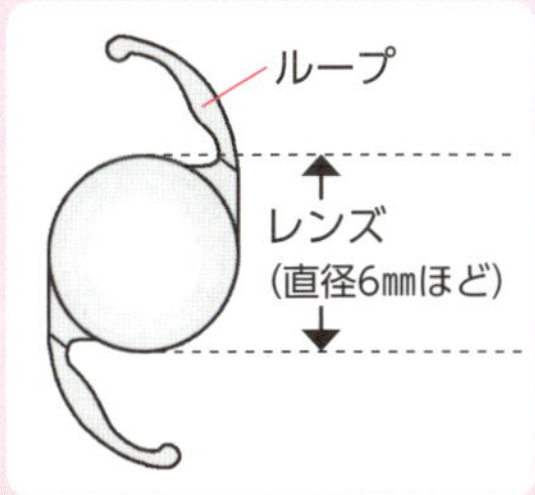

眼内レンズは、丸いレンズと、それを眼内に固定するための2本のループから成る。

レーシック手術を受けたら、目のデータを取っておく

近視を矯正《きょうせい》する方法に「レーシック手術」があります。レーザーで角膜を削って、光の屈折率を変えるというものです。

この手術を受けた人が白内障で眼内レンズを入れる場合には、レーシック手術で角膜を削る前の目の情報が必要になります。

レーシック手術を受けたときのカルテのコピーなどを受け取って保存しておき、白内障の手術をする医師に渡してください。

の健康状態をチェックするための検査も行われます。

手術が問題なく行えるようであれば、眼内レンズの度数を決めるために、角膜の屈折率を測る装置を使って角膜のカーブ（曲率半径）を調べたり、超音波検査で眼球の奥行き（眼軸長《がんじくちょう》）を測ったりします。

手術日が決まると、その数日前から抗菌薬の点眼を始めます。眼球の表面にいる細菌を減らして、手術時の感染リスクを抑えるためです。

超音波で水晶体を砕いて取り除く手術が主流

白内障の手術にはいくつかの方法がありますが、現在、主に行われているのは、濁った水晶体を超音波で砕いて取り出し、眼内レンズを入れる**超音波乳化吸引術**です。*

眼内レンズは、以前はプラスチックなどの硬い素材のハードレンズが中心でしたが、近年はアクリル製やシリコン製のソフトレンズが中心になり、折りたたんで挿入できるため、切開部が小さくてすむようになっています。

●超音波乳化吸引術の行い方

まず角膜と結膜《けつまく》の境目あたりを2～3㎜切開し、水晶体の前面の前嚢《ぜんのう》を丸く切り取ります。そこに水を流し入れ、その勢いで水晶体の皮質《ひしつ》と後面の後嚢《こうのう》とを分離させます。

次いで、超音波を発する細い器具を入れ、水晶体の核《かく》を砕いて皮質とともに吸引し、後嚢を残して中身を取り除きます。

このあと、眼内レンズを折りたた

知っておきたい

ほかの目の病気の手術と白内障の手術を同時に行うこともある

白内障の手術のタイミングは比較的融通がきくので、緑内障《りょくないしょう》手術や硝子体《しょうしたい》手術など、ほかの眼科手術を行うときに、同時に行うことがあります。

目の手術は一度ですませたほうが眼球の負担も軽くなり、手術にともなう患者さんのさまざまな負担も軽減できるからです。

＊白内障が極端に進行して水晶体の核が硬くなり、超音波で砕くと角膜内皮細胞を傷めるリスクが高い場合などには、核をそのまま取り出す手術（計画的水晶体嚢外《のうがい》摘出術）を行うことがあります。

んだ状態で挿入します。必要に応じて、切開部を広げることもあります。挿入したレンズは眼内で自然に広がり、ループによって後嚢の前に固定されます。

最初に切開した傷は小さいため、通常、特に縫合しなくても、眼球の内圧で自然にふさがります。

手術は、点眼や注射による局所麻酔で、顕微鏡を使って行われます。手術時間は水晶体の硬さなどによっても異なりますが、一般に10～15分ほど、手術室に入ってから出てくるまでの時間も、30分～1時間程度です。その後は30分ほど安静にしていれば、歩いたりできるようになります。最近では、条件が整えば、日帰り手術も可能になり、行っている医療機関も増えています。

両方の目を手術する場合は、進行が早いほうの目の手術を先に行い、数日後から1～2週間後にもう一方の目の手術をするのが一般的です。

入院手術と日帰り手術

最近の超音波乳化吸引術は、日帰り手術でも行えるようになっています。日帰り手術なら、入院費もかからず、ふだんの生活を続けられるというメリットがあります。

ただし、傷が小さいとはいえ、眼球を切開した手術のあとなので、翌日から通院が必要になります。少なくとも手術後数日は、自分で自動車を運転したり、一人で交通機関を利用したりするのは危険なので、付き添いが必要です。

また、手術後は合併症を防ぐため、目のまわりを清潔に保つことや点眼薬の使用が必要です。これらを指示どおりにきちんと行うことができる、帰宅しても安静に過ごすことができる、全身状態が安定している、なども日帰り手術を選択するための条件になります。

一般に、白内障以外にも管理の必要な病気がある人や、転びやすい高齢者、一人暮らしの人などは入院手術を選んだほうが安心でしょう。入院期間は通常3～4日程度です。

眼内レンズの種類と選び方

患者さんが手術後に希望する見え方から選択できる

眼内レンズも進化している

白内障《はくないしょう》の手術で水晶体《すいしょうたい》を取り除くと、目は極端な遠視の状態になり、網膜《もうまく》の像はピンボケになってしまいます。そのため、**水晶体の屈折の働きを代替させるのが眼内レンズ**です。

現在は、折りたたんで小さな切開部から挿入できるアクリル製やシリコン製のソフトレンズが主に用いられています。最近では、視覚の質を向上させようと、さまざまな付加価値をもつレンズも開発されています。

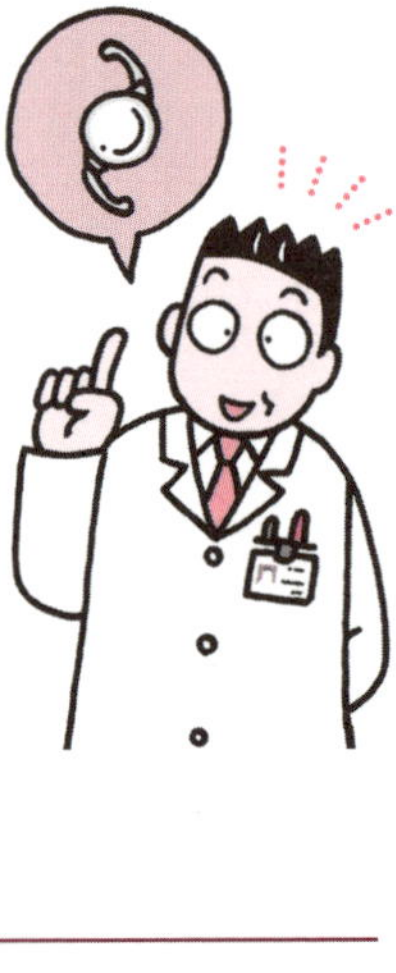

どのレンズを入れるかは、手術前に決めておく必要があります。レンズの度も生活状況に合わせて選べます。医師とよく相談して、患者さん自身が決めます。

眼内レンズは「単焦点レンズ」と「多焦点レンズ」に大きく分けられます。現在の主流は単焦点レンズです。老眼の治療を兼ねる多焦点レンズは、今のところ健康保険の適用は

最新情報

調節が可能な眼内レンズの開発も進んでいる

眼内レンズには、水晶体のように見たいものにピントを合わせる調節機能がないため、眼鏡で補う必要が出てきます。

しかし最近では、調節機能をある程度もたせた眼内レンズも開発されています。物を見るために動かす毛様体筋《もうようたいきん》などの動きにより、単焦点レンズの位置が変わるもの、多焦点レンズの形状が変わるものなどがあります。ただ、効果には個人差があり、健康保険も適用されません。

ありません（下のコラム）。

単焦点レンズとは、**遠距離・中距離・近距離のいずれか、一定の範囲にだけピントが合う**ものです。遠くも近くもはっきりと見るには、眼鏡で補う必要があります。たとえば、近くにピントが合う眼内レンズにすると、遠くを見るには近視用の眼鏡が必要です。一方、遠くにピントが合う眼内レンズにすると、近くを見るには老眼鏡を使います。

これまでは、主に単焦点の球面レンズが使われてきましたが、最近はより厚さが薄い非球面レンズも、手術時の切開が小さくてすむことからよく用いられます。そのほか、次のような付加価値をもつレンズもあります。

▼**着色レンズ**……青色光を抑える、

多焦点眼内レンズ

多焦点レンズとは、近距離にも遠距離にもピントが合う、いわば〝遠近両用〟のレンズです。白内障とあわせて老眼を治療する方法といえます。タイプによっては中距離にピントが合いにくかったりするものの、近くも遠くも見られ、眼鏡をあまり使わずにすみます。

ただし、単焦点レンズに比べて見え方の鮮明さは劣り、まぶしさが強く感じられるといわれています。夜間に車の運転が難しくなったという人もいます。また、実際には網膜にピントが合った像と合わない像の二つが映り、脳が選択して見るため、慣れるまでには違和感を覚えることがあります。

現在、多焦点レンズを用いる白内障手術には健康保険は適用されず、費用は40万円ほどかかります。ただ、「先進医療」として認可されているので、認定を受けた施設では、手術だけが自費となり、ほかの診察や検査などには健康保険が適用されます。認定施設は、厚生労働省や日本白内障屈折矯正手術学会のホームページで調べられます。また、「先進医療特約」のついた医療保険に入っている人は、それを利用することもできます。

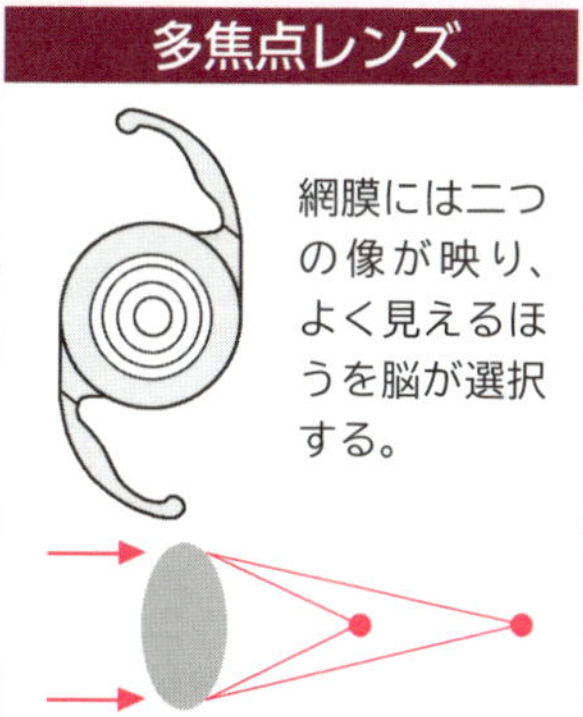

網膜には二つの像が映り、よく見えるほうを脳が選択する。

2020年より、多焦点レンズを用いる白内障手術は、先進医療に代わり「選定療養」の対象となっている。選定療養では、手術費用には健康保険が適用され、多焦点レンズを選択することで増える差額が自費となる。

薄い黄色に着色したレンズです。加齢白内障では水晶体が黄色っぽく変色しているので、手術後に透明なレンズを入れると青っぽく見えますが（青視症《せいし》）、その違和感を緩和し、また眼底《がんてい》に及ぶ光毒性を軽減して、加齢黄斑《おうはん》変性の予防に役立つことが期待されています。

▼乱視矯正《きょうせい》レンズ（トーリック眼内レンズ）……いわゆる乱視は角膜《かくまく》と水晶体に起因しますが、手術後に残る角膜乱視を眼内で矯正して、裸眼《らがん》視力を上げようとするものです。

自分の生活に合わせてレンズを選ぶ

　白内障の手術で眼内レンズを入れることにより、近視や遠視、乱視は矯正することができます。いわば“新しい目”を選べるようなもので、強度の近視の人が遠くがよく見える目を選ぶこともできます。ただし、今まで見えていた手元が見えにくくなるので、自分の生活をよく考えて選ぶことが大切です。

　眼内レンズは、一度入れたら基本的に入れ替えはしません。多焦点レンズを含め、選択肢は増えていますが、それぞれに長所・短所があり、人によって向き・不向きがあります。医師とよく相談して選んでください。

　単焦点レンズは、通常、手術後に眼鏡を使うことになるので、眼鏡をかけずに見たいのはどの距離なのかを考えることが大切です。

　眼鏡は、手術後、目の状態が落ち着いて視力が安定するのを待ち、医師に処方してもらってつくります。

◆知っておきたい

「モノビジョン」という選択肢もある

　左右の眼内レンズの度数を変えて、一方の目を遠くに、もう一方の目は近くにピントが合うようにする「モノビジョン」という方法もあります。よく見えるほうの目で主に見ることで、眼鏡をかけずに近くも遠くも見えるようになる方法のひとつです。単焦点レンズを使うので、健康保険も適用になります。

　モノビジョンは、コンタクトレンズによる矯正や屈折矯正手術にも取り入れられている考え方ですが、白内障手術の場合は、見方に慣れるのに時間がかかることも多いようです。患者さんによる向き・不向きを十分に検討する必要があるでしょう。

ライフスタイルに合わせた眼内レンズの選択例

●手元の細かい作業が多い

眼内レンズのピントを近くに合わせる
＋
遠くを見るときは近視用の眼鏡

●自動車の運転をする機会が多い

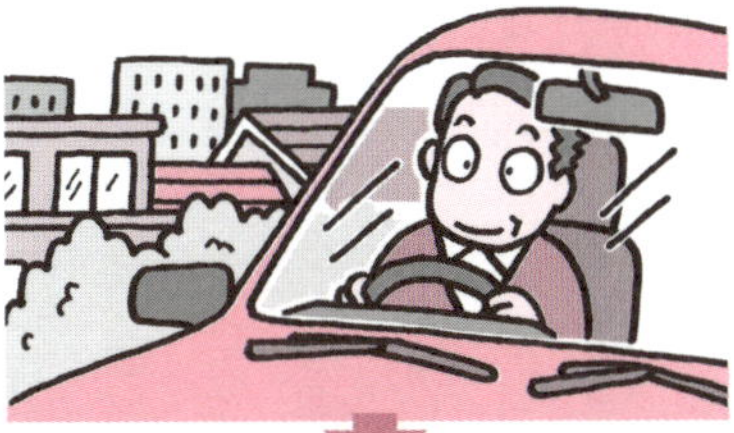

眼内レンズのピントを遠くに合わせる
＋
近くを見るときは老眼鏡

●パソコン作業が多い

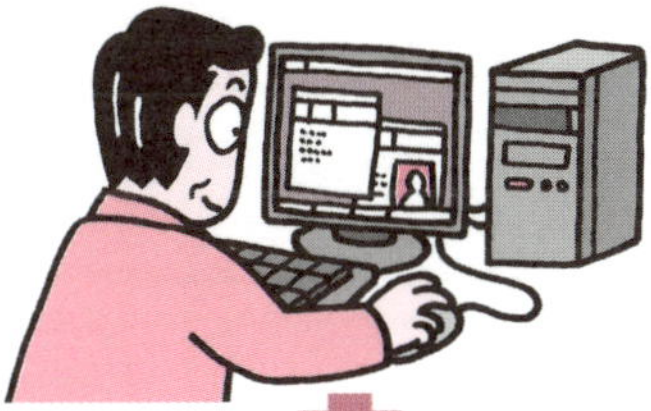

眼内レンズのピントをパソコンのモニターに合わせる
＋
遠くと手元を見るときに遠近両用眼鏡

●なるべく眼鏡をかけたくない

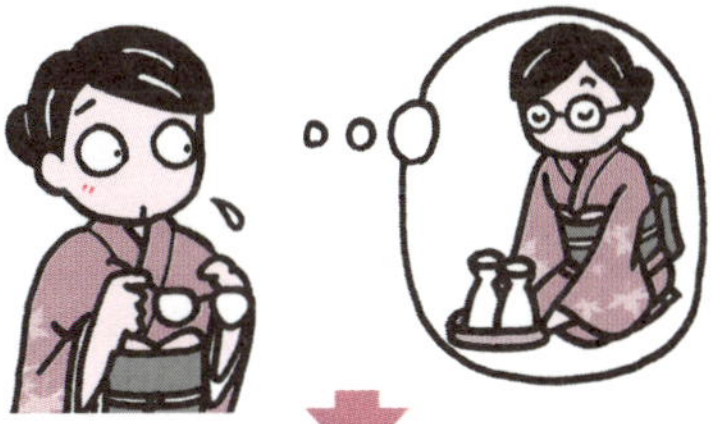

多焦点眼内レンズを入れる
＋
必要に応じて見えにくい距離に合わせた眼鏡

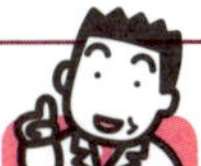

後悔しない眼内レンズ選びのポイント

白内障手術の際に入れる眼内レンズは、見たい距離に合わせて自由に度を選ぶことができます。ただし、水晶体のように、見ようとするものに応じて調節してくれるわけではありません。多くの場合、選んだレンズによって、眼鏡が必要になる場面が決まってきます。

暮らしやすい眼内レンズ選びの基本は、それまでの見え方と大きく変わらないようにすることです。手術前に老眼鏡をかけることに慣れているかどうかも、ポイントになります。

ふだんどのような眼鏡の使い方をしてきたかを医師に伝えて、よく相談してください。

手術後の注意

「清潔」や「点眼」の指示を守って合併症を防ぐ

手術後に合併症が起こることがある

白内障《はくないしょう》の手術の直後には、**角膜《かくまく》の浮腫《ふしゅ》**（むくみ）や**虹彩《こうさい》の炎症**、**眼圧の上昇**などが起こることがあります。これらは、軽度のものなら、大抵1週間ほどでおさまってきます。

特に注意を要するのは細菌感染による**眼内炎《がんないえん》**で、治療しないと、時に失明につながることがあります。代表的な症状は視力低下で、目の充血が強くなり、激しく痛むようになりますす。手術直後に起こりやすいのですが、しばらくしてから起こる例もあるので、急な視力低下に気づいたらすぐに受診してください。

また、手術後2週間～1か月ごろに、視力に重要な役割を果たす**網膜《もうまく》の黄斑部《おうはんぶ》に浮腫**が一時的に生じることがあります。自然に治る場合もありますが、緑内障《りょくないしょう》の点眼薬の副作用や糖尿病網膜症、網膜の血管閉塞《へいそく》などが原因の場合は、適切な治療をしないと治らないことがあるので、受診が必要です。

合併症で最も多いのは、手術で残した後囊《こうのう》が濁る**後発白内障**で、視力

Q ここが聞きたい

手術のあと、目はいつから使えるようになる？

A 普通に目を使うことは、手術の翌日、場合によっては当日からでも可能です。

手術法などによって、視力が回復するまでにかかる期間は、数日から数週間と少し異なりますが、大抵は、手術の翌日にはかなり見えるようになります。

目を使わないほうが治りがよいというものでもないので、テレビを見たり、新聞を読んだりなども問題ありません。どうぞ〝新しい目〟で見てください。

が低下した場合は治療を行います。

目のまわりを清潔に保ち、点眼薬をきちんと使う

手術後は、傷口からの細菌感染を防ぐために、まず目のまわりを清潔に保ちます。汚れた手で目に触れないようにし、医師から許可が出るまでは洗顔や洗髪も控えます。

目に強い力が加わると傷口が開くおそれもあるので、目をこすったり押したりしないようにします。目に衝撃が及ぶようなことは避け、転ばないように注意してください。

あわせて、手術後1～2か月は、炎症を抑え、感染を防ぐための点眼薬を使います。指示を守ってきちんと使い続けることが大切です。点眼前には、必ず手を洗います。

後発白内障

白内障の手術後、1～2年して、また目のかすみが現れたら、まず考えられるのが「後発白内障」です。眼内レンズを挿入した水晶体嚢の後ろ側（後嚢）が濁ってくるもので、白内障手術を受けた人の誰にでも起こりうる合併症です。

後発白内障の場合、手術は必要ありません。後嚢の中央部をレーザーで切り取る治療で、簡単に濁りを取ることができます。治療は外来で行え、ほとんど痛みもありません。治療後は、再び白内障手術後のように見えるようになります。後嚢を切り取っても、眼内レンズはすでに固定されているので、はずれる心配はありません。

ただし、目のかすみがほかの病気で起きていることもありえます。特に糖尿病のある人は、白内障の手術が刺激となって網膜症が進行する例もあるので、注意が必要です。手術後に目のかすみなどの異常を感じたら、まずは眼科を受診してください。

後発白内障とは

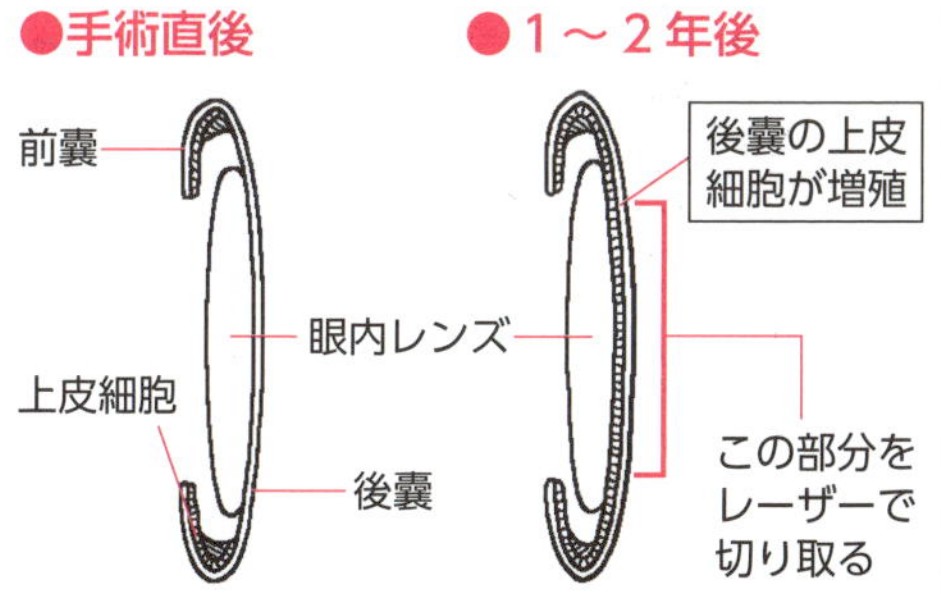

白内障がある人の日常生活のポイント

症状の改善や進行予防に役立つ生活の工夫を

早期の症状は、生活の工夫で緩和

白内障《はくないしょう》があまり進行していないうちなら、生活の工夫で、気になる症状をある程度緩和できます。

たとえば、明るいところでまぶしい場合は、サングラスを使えば少し見やすくなるでしょう。目の中で散乱しやすい青色光だけをカットする「遮光眼鏡」もあります。サンバイザーやつば付きの帽子も、まぶしさの軽減に役立ちます。

水晶体《すいしょうたい》の屈折率が変わって近視になったり、近視が強くなったりした人も、初期には眼鏡で矯正《きょうせい》できます。

紫外線を避けて病気の進行を防ぐ

紫外線は水晶体の濁りを促進することがわかっています。サングラスや眼鏡、帽子などにUVカット製品を選び、日常生活で紫外線から目を守ることは、白内障の進行を抑えるのにも役立つでしょう。

糖尿病など白内障を招きやすい持病がある人は、その治療をしっかり行うことも欠かせません。

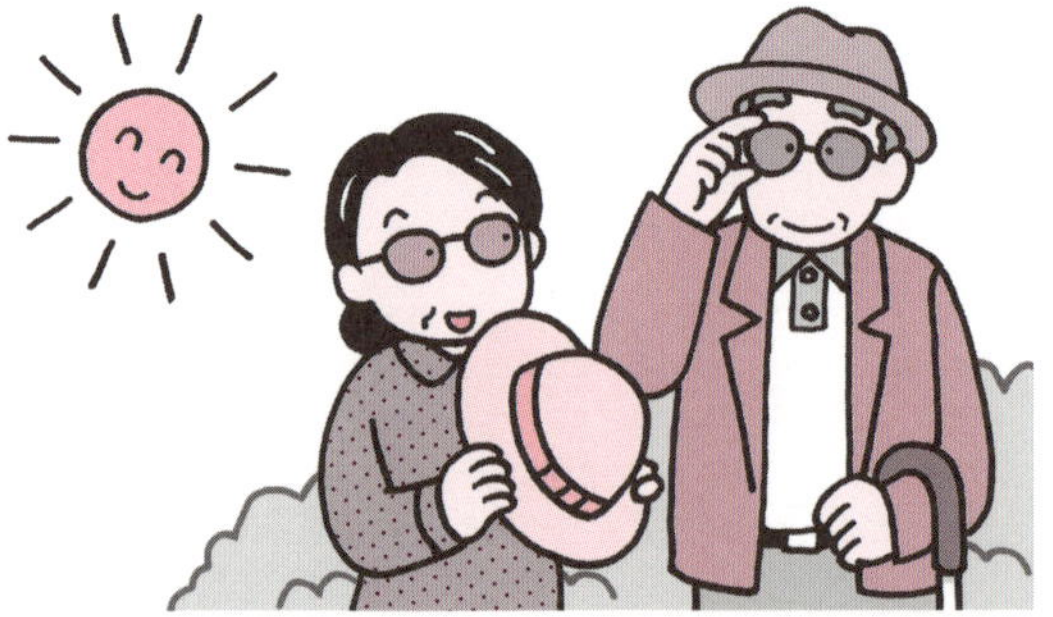

白内障の治療　こんなときは？

Q 白内障の手術後、仕事へはどのくらいで復帰できる？

A デスクワークそのものは、手術の翌日か翌々日くらいからできるかもしれませんが、仕事や通勤の状況などにもよります。力仕事や汗をかくような作業の開始は、手術から少なくとも1週間以上はあけます。

また、手術後に新しい眼鏡が必要な人は、眼鏡をつくるまでの1か月ほどは不自由があるかもしれません。眼内レンズの度を手術前の状態に合わせたほうが、手持ちの眼鏡を使えるなど、手術後に早期復帰がしやすいといえます。

最近の白内障手術は切開が小さいとはいえ、縫合しないので、傷が完全にふさがるまでに1か月ほどかかります。その間は目を押したり、何かに目や頭をぶつけたりしないようにする必要があります。はた目には手術後とわからないので、特に人ごみは要注意です。

復帰が可能な時期は、患者さんの状態と、仕事の内容や通勤の状況などによって異なるので、医師に相談してください。

Q 白内障は一度手術を受ければ、もう治療はいらなくなる？

A 手術後の状態が落ち着いたら、基本的には、以後の治療は必要なくなります。

まれに、挿入した眼内レンズの度が、事前の計算とずれることがあり、その補整のためにレンズを替えたり重ねたりする必要が生じることがあります。ただ、多くは手術直後に確認され、手術時の切開口を利用して、翌日すぐに補整処置されます。

その後に治療が必要になるのは後発白内障（p51）が起こった場合くらいでしょう。

Q 手術を受けたのに、視力があまり回復しません

A 視力低下の原因が白内障だけであれば、手術を受ければよく見えるようになります。しかし、白内障のほかに目の病気を併発していると、白内障の手術を受けてもあまり視力が回復しないことがあります。

手術前の検査で、網膜《もうまく》などの目の奥の病気もある程度は予測できるのですが、白内障が進んで濁りがひどい場合などは、わかりにくいものです。ほかの病気があれば、その治療が必要かもしれないので、眼科を受診して相談してください。

加齢以外の原因で起こる白内障

白内障《はくないしょう》の多くは加齢によるものですが、なかにはほかの原因で起こるものがあります。

●ほかの病気によって起こる白内障

代表的なのが、糖尿病が原因で起こるものです（糖尿病白内障）。糖尿病のある人は、合併症として有名な糖尿病網膜《もうまく》症だけでなく、白内障にも注意が必要です。白内障のために眼底《がんてい》が見えにくく、網膜症のチェックが行えないようなら、早めの手術が勧められます。

アトピー性皮膚炎の合併症で白内障が起こることがあり（アトピー性白内障）、若い世代にも白内障が増えているといわれます。最近では、重症のアトピー性皮膚炎の患者さんの約1割に発症するともいわれ、特に顔や目のまわりに症状が強い場合に起こりやすいとされています。

また、ぶどう膜炎（虹彩《こうさい》、毛様《もうよう》体《たい》、脈絡膜《みゃくらくまく》に炎症が起こる病気）や緑内障《りょくないしょう》（p55）など、ほかの目の病気に白内障が合併することもあります（併発白内障）。

●けがや物理化学的障害による白内障

目を突いた、鉄片などの異物が飛び込んだなどにより水晶体の嚢《のう》が破損したり、目を強く打った、こすったなど、外力が加わったことにより、水晶体が濁ったりすることがあります（外傷性白内障）。

また、強い放射線や多量の紫外線を浴びたりすると、白内障が起こりやすいことが知られています。

●薬による白内障

ステロイド薬（副腎皮質《ふくじんひしつ》ホルモン薬）を長期にわたって大量に使ったり、緑内障の治療薬で瞳孔《どうこう》を縮める作用がある副交感神経刺激薬を長期に使い続けたりすると、白内障を招くことがあります。

そのほか、一部の向精神薬や、人工透析が原因になることがあります。

●先天的な白内障

遺伝や母親の胎内で風疹《ふうしん》に感染したなどが原因で、生まれつき水晶体が濁っていることもあります（先天白内障）。

第3章

緑内障

～気づかないうちに視野が欠けていく

「緑内障《りょくないしょう》」は眼圧の上昇などによって視神経が障害され、視野が欠ける病気です。初期には症状に気づきにくいのですが、治療をせずに放っておくと、失明の危険性もあります。治療はタイプによって異なり、全体の7～8割を占める「原発開放隅角《ぐうかく》緑内障」では点眼薬による治療が、「原発閉塞《へいそく》隅角緑内障」ではレーザー治療が中心になります。

監修：服部隆幸

緑内障とはどんな病気？

気づかないうちに進行して視野が欠けていく

視野が欠けていき、失明に至ることもある

目に入ってきた光が眼底《がんてい》の網膜《もうまく》で像を結び、それが視神経により脳へ伝えられて、私たちは物を見ることができます。**緑内障**《りょくないしょう》は、眼圧の上昇などにより**視神経が障害され、視野が欠けていく病気**です。中高年に多く、加齢とともに増えます。

近年、岐阜県多治見市の住民を対象に日本緑内障学会が行った疫学調査（多治見スタディ）では、40歳以上の20人に1人に緑内障がみられました。有病率は加齢とともに上がり、70歳代では8人に1人が緑内障でした。しかも、その大部分の人は緑内障があることを知らずにいたのです。

緑内障はかなり進行するまで症状を自覚しにくく、検査を受けない限り、ほとんどの人が気づきません。しかし、放っておくと視神経の障害が進み、失明に至ることもあります。

現在、日本では、緑内障が生後に失明する中途失明の最も多い原因となっています。ただ緑内障の診断・治療も進歩していて、多くは早期発見・早期治療により、失明のリスク

日本の年代別・性別緑内障有病率

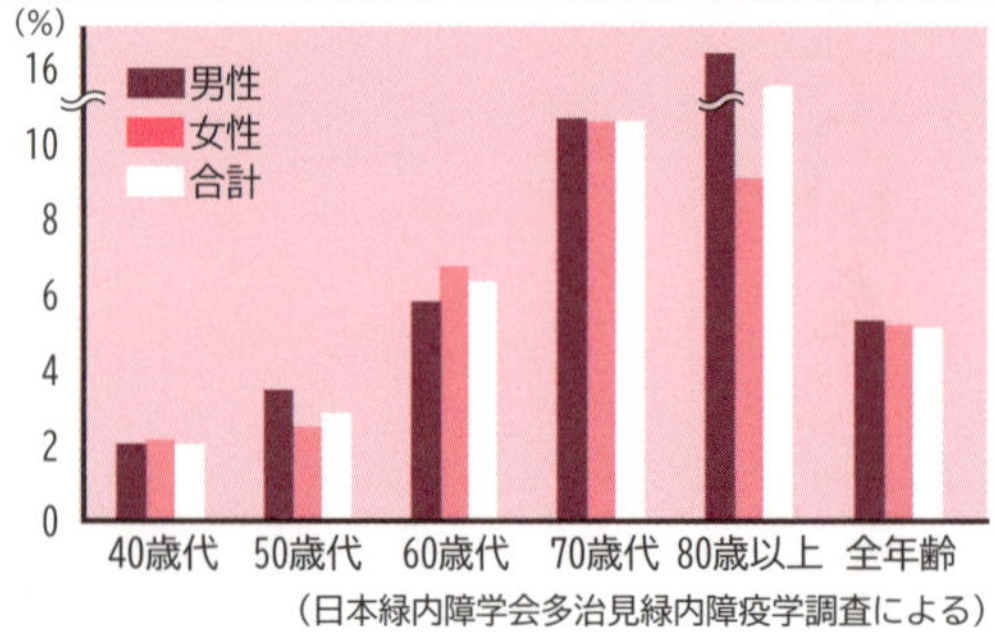

（日本緑内障学会多治見緑内障疫学調査による）

40歳代以上の約5％に緑内障があり、加齢とともに有病率が高くなる。

を減らせるようになっています。

眼圧の上昇によって視神経が圧迫される

緑内障がなぜ起こるのか、まだ不明な点もありますが、主に**眼圧**の上昇が影響することは明らかです。

眼圧とは、眼球の内側から外側にかかる圧力（内圧）で、眼圧によって眼球は適度な張りをもった丸い形に保たれています。この眼圧をコントロールしているのが、角膜《かくまく》と水晶《すいしょう》体《たい》の間を満たしている**房水**《ぼうすい》です。

房水は毛様体《もうようたい》でつくられ、決まった経路で循環しています（左図）。何らかの原因でこの房水の産生と排出のバランスが崩れて房水がたまると、眼圧が上がります。すると、視神経が束になっている**視神経乳頭**《にゅうとう》が圧迫され、障害されていくのです。

知っておきたい 緑内障の発症にかかわる要因

緑内障の危険因子、あるいは何らかの関係があるのではないかと推測されているのは、次のような点です。

●眼圧が高い／●加齢／●家族歴／●高度の近視／●遠視／●血液の循環障害（低血圧、冷え性、片頭痛など）／●高血圧、糖尿病／など

房水の流れと眼圧

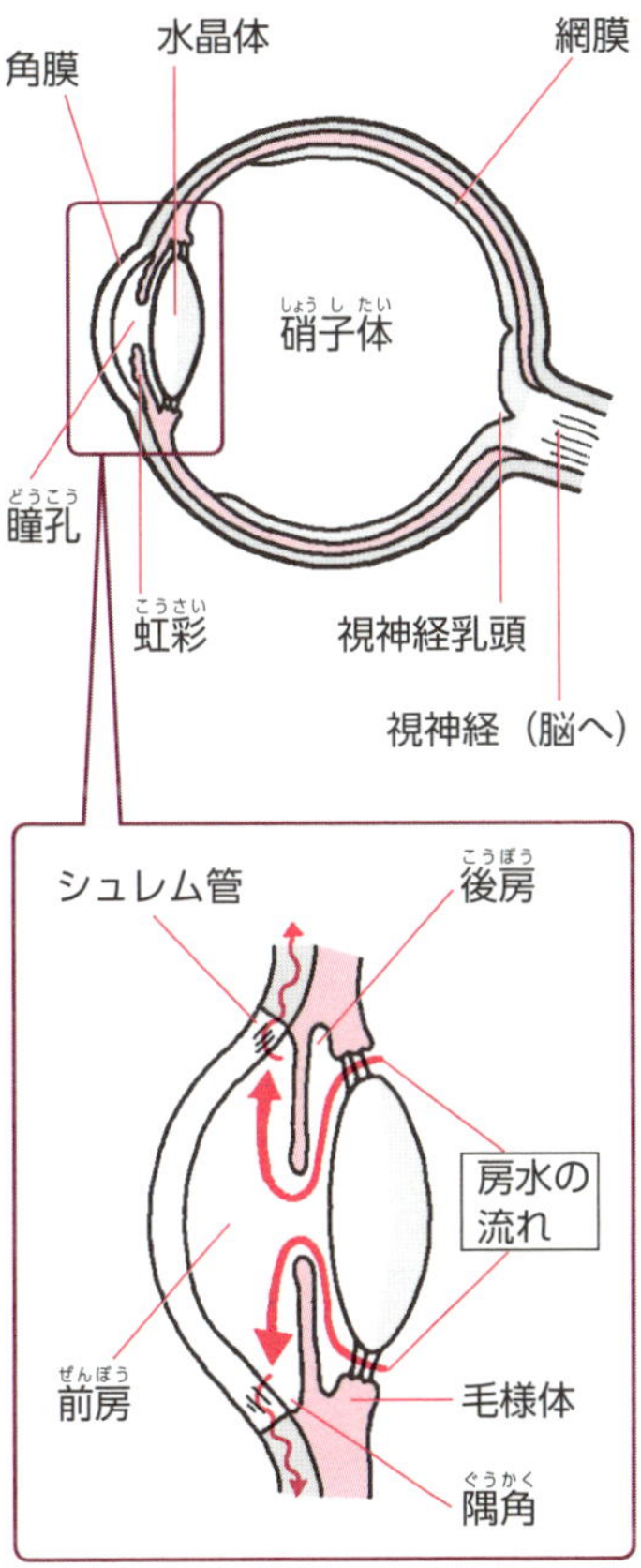

房水は角膜と水晶体の間の眼房（前房と後房）を満たしている透明な液体で、角膜や水晶体に酸素や栄養を供給したり、老廃物を受け取ったりしている。房水は毛様体で産生され、後房から前房へ流れて、主に虹彩と角膜の間の隅角からシュレム管へ排出される。この房水の産生と排出のバランスが保たれることで、眼圧が一定に保たれている。

緑内障のタイプ

日本では眼圧が高くない「正常眼圧緑内障」が多い

緑内障《りょくないしょう》のなかには、ほかの病気やけが、薬の副作用などで起こる「続発緑内障」（p80）や、先天的な「発達緑内障」もありますが、ほとんどは特に原因がない「原発緑内障」です。原発緑内障は、隅角《ぐうかく》が広い開放隅角緑内障と、隅角が狭い閉塞《へいそく》隅角緑内障に大別されます。

線維柱帯が目詰まりした「原発開放隅角緑内障」

隅角が広く、虹彩《こうさい》でふさがれていないタイプで、そのなかには眼圧が高いタイプと、眼圧が高くないタイプ（**正常眼圧緑内障**）があります。

眼圧が高いタイプは、隅角がふさがれていないにもかかわらず、房水《ぼうすい》の出口でフィルターの役目をしている線維柱帯《せんいちゅうたい》が目詰まりを起こして、房水が排出されにくくなると考えられています。

正常眼圧緑内障は、房水の流れに異常はなく、眼圧は基準値内であるにもかかわらず、視神経が障害されてしまうものです。日本人にはこのタイプが多く、緑内障の患者さんの約7割を占めています。視神経乳頭《にゅうとう》の抵抗力の弱さや、強度の近視が関

ここが聞きたい

Q なぜ眼圧が正常なのに緑内障が起こるの？

A 理由はまだよくわかっていませんが、現在、有力視されている説は、視神経が耐えられる眼圧に個人差があり、抵抗力が弱い人では、基準値内の眼圧でも視神経が障害を受けてしまうのではないか、というものです。

また、現在の正常眼圧の基準値は欧米での統計をもとに決められているので、もともと日本人に当てはまらないのではないか、という説などもあります。

係していると考えられています。

房水の出口がふさがれた「原発閉塞隅角緑内障」

隅角が狭くなって、房水の出口にある線維柱帯が虹彩によってふさがれるために眼圧が上がるタイプの緑内障です。生まれつき隅角が狭い人のほか、年とともに水晶体《すいしょうたい》が厚くなり、虹彩が押されて隅角が狭くなることがあります。高齢の女性、遠視のある人に起こりやすいといわれています。

このタイプには、隅角が急激にふさがる**急性型**と、徐々にふさがってくる**慢性型**があります。

急性型では、突然の激しい目の痛み、充血、目のかすみ、頭痛、吐き気などをともなう**急性緑内障発作**が起こります。発作が起きたら、ただちに眼科での治療が必要です。

慢性型は、開放隅角緑内障と同様の経過をたどります。

緑内障のタイプ

●原発開放隅角緑内障

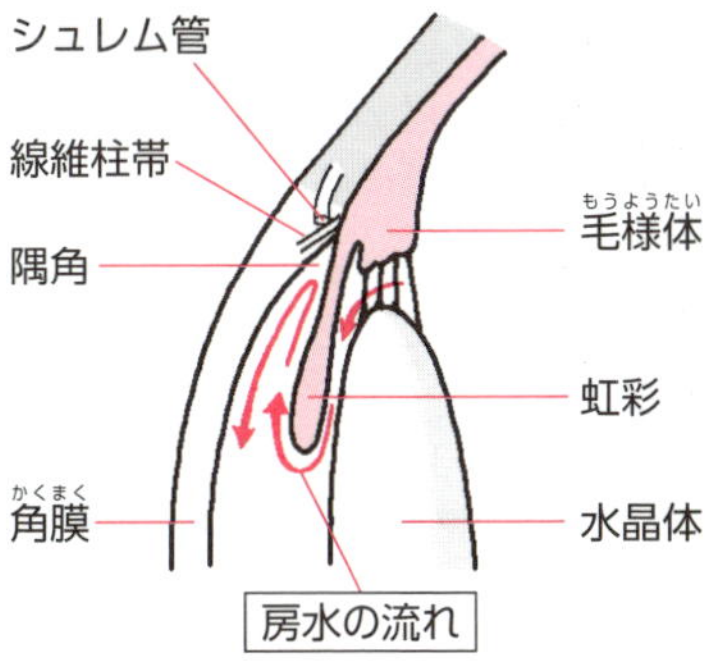

隅角は狭くないが、房水の出口のフィルターにあたる線維柱帯が目詰まりして、房水が排出されにくくなり、眼圧が上がる。ただし、日本では眼圧が正常な「正常眼圧緑内障」が多くを占める。

●原発閉塞隅角緑内障

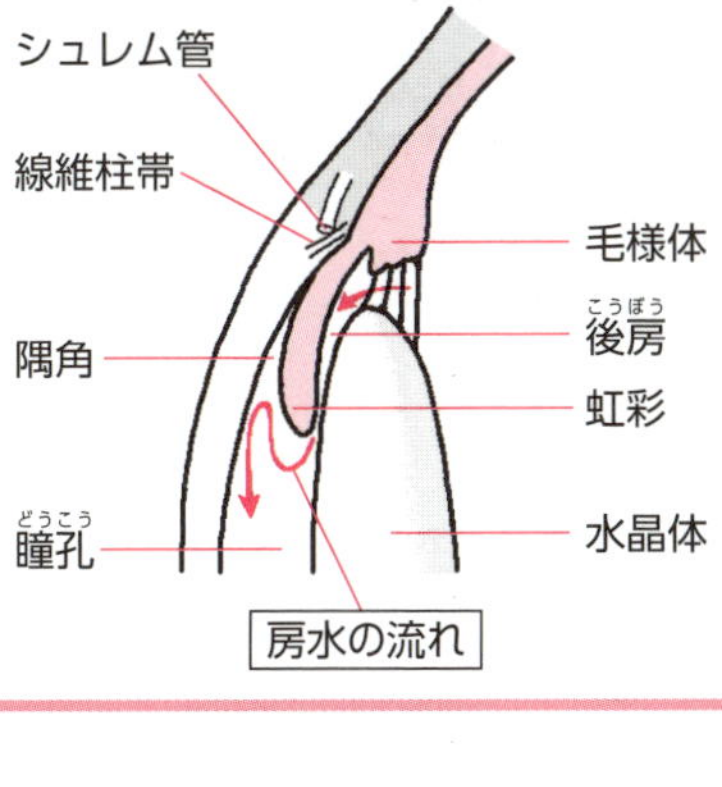

角膜と虹彩の間の隅角が狭くなって出口がふさがれ、房水が排出されにくくなって眼圧が上がる。多くは水晶体と虹彩が近接して、房水が後房から前方へ流れにくくなる「瞳孔ブロック」によって起こる。

緑内障の症状と進行

症状がないままに進行し、気づいたときには末期のことが多い

初期にはほとんど無症状で気づきにくい

緑内障《りょくないしょう》によって視神経が障害されて、5年、10年とたつと、視野に欠けが生じてきます（視野欠損）。多くは鼻側の上のほうから欠け始めます。ただ、視野の一部が欠けても、両目で見るともう一方の目が補うため、初期にはほとんど気づきません。

緑内障の多くは10年、20年と長い経過をたどってゆっくりと進行するため、多少見えにくいところがあっても、患者さんはその状態に慣れてしまって、自覚されにくいのです。

進行にともなって見えない部分が広がる

自覚がない間にも緑内障は進行し、それにつれて、見えにくい部分が増えていきます（左図）。中期になると視野の欠けた部分が広がっていき、さらに進行すると見える部分が狭くなります。

視野の中心が欠けると視力が低下しますが、多くの場合、患者さんが視力の低下に気づくのは末期になってからです。

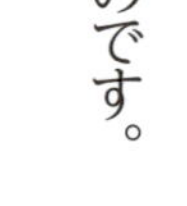

アドバイス

こんなきっかけで症状に気づくこともある

緑内障になっても、初期には両方の目で見ていると異常に気づきにくいのですが、次のようなきっかけで気づく人もいます。思い当たる人は要注意です。

- 本の文字の一部が見えない
- 自動車の同じ場所を何度もぶつけた
- 化粧をするときに片方の目を閉じたら見えなくなった
- ゴルフをしていて一瞬カップを見失った

緑内障の視野障害の進行

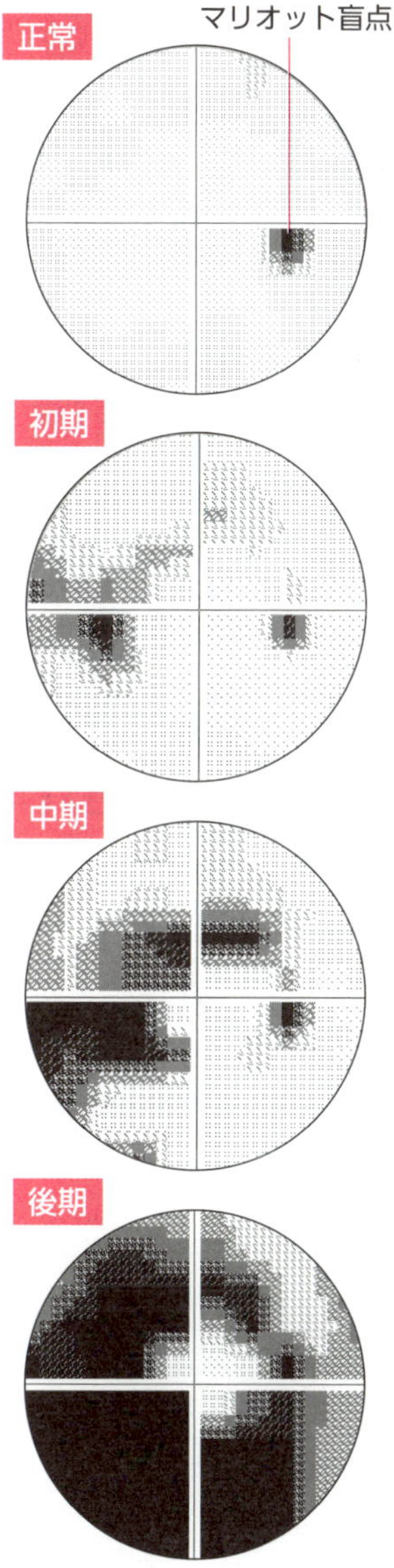

自動視野計（p63）による視野障害の進行過程（グレースケール表示）。黒い部分は視野が欠損している。

急性緑内障発作の症状

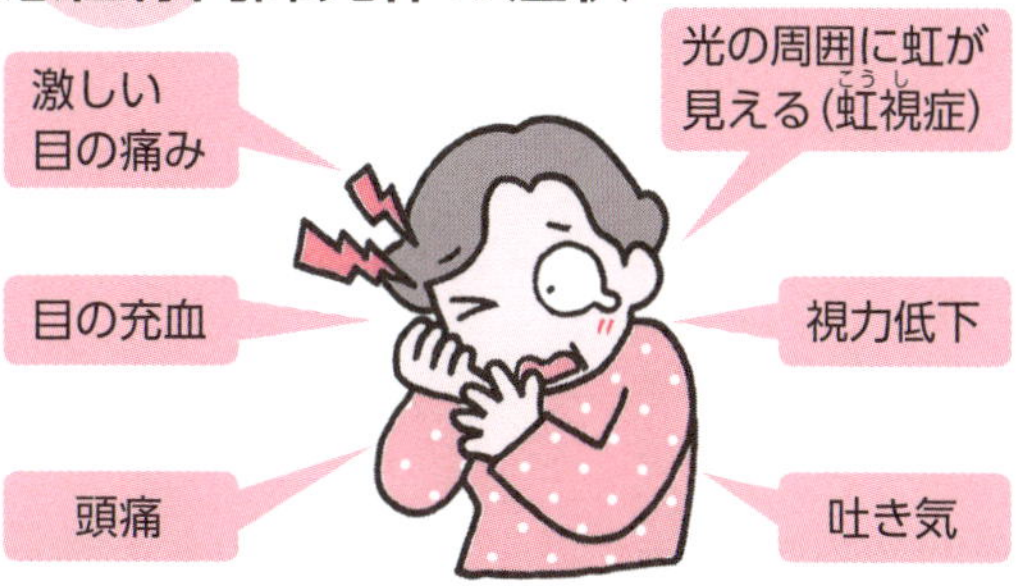
激しい目の痛み
光の周囲に虹が見える（虹視《こうし》症）
目の充血
視力低下
頭痛
吐き気

発作は通常、片方の目に起こり、夜間に起こることが多い。

●急性緑内障発作

閉塞《へいそく》隅角《ぐうかく》緑内障で隅角が完全に閉塞すると、急激に眼圧が上がって、上のような急性発作を起こします。治療が遅れると失明してしまうので、至急眼科を受診してください。

急性発作の前に、「目が重い、かすむ、光の周囲に虹が見える」といった前ぶれ症状が現れることもあります。急性発作を起こしやすいといわれる高齢の遠視傾向の女性は特に注意してください。

知っておきたい

急性緑内障発作が起きやすいとき

- ●暗い場所で作業しているとき
- ●うつ伏せになっているとき
- ●興奮しているとき
- ●かぜ薬をのんだとき
- ●ストレスが強いとき　など

緑内障の検査と診断

いくつもの検査結果をあわせて判断される

診断には眼圧・視野・眼底検査が重要

緑内障《りょくないしょう》が疑われるような症状があったり、健康診断などで眼圧が高いといわれたりして、眼科を受診すると、まずは**問診**が行われます（下段）。

その後、検査機器も使ってさまざまな検査が行われます。一般的な**視力検査**や**細隙灯顕微鏡検査**《さいげきとう》のほか、緑内障の診断には、眼圧検査と視野検査、眼底《がんてい》検査が重要です。緑内障の検査は、診断後も定期的に行っていくことになります。それぞれの検査法については第1章を参照してください。

▼眼圧検査……健康診断では、麻酔を使わず、目に空気を当てて眼圧を測る簡便な方法が一般的ですが、緑内障の診断では、より精度の高い方法で行われます。点眼麻酔をして、通常、「ゴールドマン圧平式眼圧計」という検査機器を目に接触させて、眼圧を測ります。21㎜Hgを超える高眼圧であれば緑内障が疑われますが、緑内障は正常眼圧でも起こるため、眼圧だけでは診断できません。

▼視野検査……コンピュータを用い

知っておきたい

問診のポイント

- ●受診のきっかけ
- ●いつから、どのような症状が現れたか
- ●目の痛みはあるか
- ●目の病気の既往歴
- ●全身の病気の既往歴
- ●現在使用中の薬（「お薬手帳」を持参するなどして具体的に伝える）
- ●家族に緑内障の人がいるか

た「自動視野計」などで、どれだけ弱い光が見えるか、光の感度を測定して、視野の範囲を調べます。視野に欠損があると、画像化した測定図（p61）に黒く表示されます。この検査で視野の欠損が確認されれば、緑内障とほぼわかります。

▼眼底検査……倒像《とうぞう》鏡や細隙灯顕微鏡を使って、瞳孔《どうこう》から眼底を観察し、視神経の眼球からの出口である**視神経乳頭《にゅうとう》**の大きさや形、深さ、血管の様子などを調べます。緑内障の場合は、視神経が萎縮《いしゅく》して、乳頭のくぼみが大きくなり、「視神経乳頭陥凹《かんおう》拡大」と判定されます。

▼光干渉《ひかりかんしょう》断層計（OCT）……最近は、この検査で視神経乳頭や網膜《もうまく》の神経線維《せんい》の厚みを測ることで、緑内障をより的確に診断できることが増えています。

隅角検査で緑内障のタイプを見分ける

緑内障と診断されたら、さらに緑内障のタイプを見分けるために、**隅《ぐう》角《かく》検査**が行われます。点眼麻酔をしたうえで、角膜《かくまく》に「隅角鏡」と呼ばれる特殊なコンタクトレンズを置き、隅角の開き具合を調べます。

閉塞《へいそく》隅角緑内障か開放隅角緑内障かを判別し、その後の治療方針を立てるうえで欠かせない検査です。

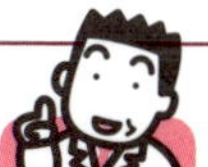

アドバイス

早期発見のために 40歳を過ぎたら定期的な検査を

正常な視神経には約120万本の視神経線維がありますが、本人が見え方の異常に気づくころには、その3分の2は失われているといわれます。早期発見には検査が欠かせません。

40歳を過ぎたら、2～3年に1回、眼科で検査を受けることが勧められます。特に家族に緑内障の人がいる人、強度の近視のある人などは、1年に1回検査を受けておくとよいでしょう。

眼底検査

●健康な人

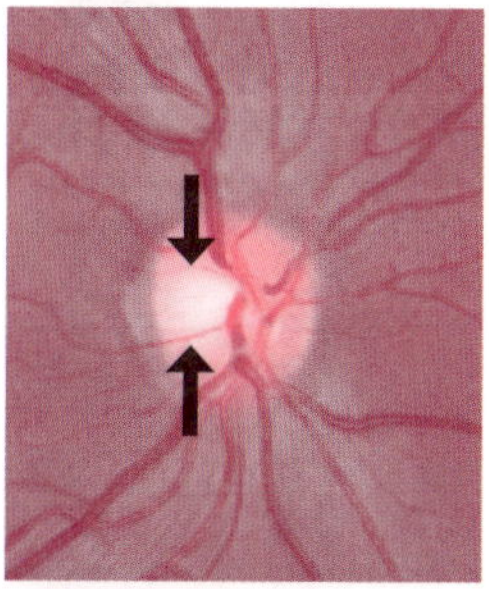

●緑内障の人

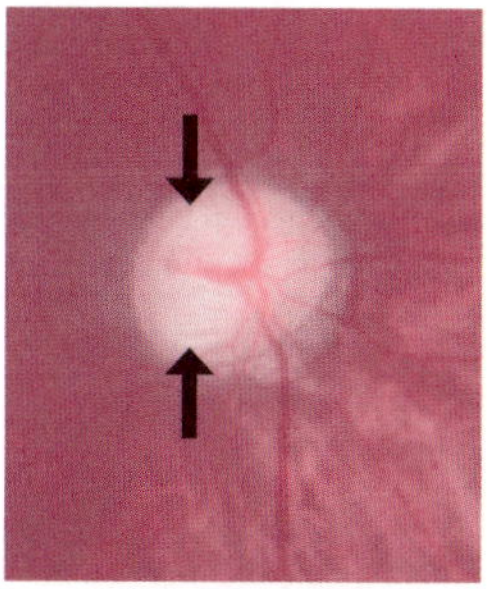

矢印が眼底の視神経乳頭のくぼみ（乳頭陥凹）。健康な人に比べ、緑内障の人では大きくなっている。

緑内障の治療の進め方

開放隅角緑内障では点眼薬、閉塞隅角緑内障ではレーザー治療が中心

眼圧を下げて、視神経の障害を食い止める

緑内障《りょくないしょう》では、主に眼圧の影響を受けて視神経乳頭《にゅうとう》が障害され、視野が欠けていきます。視神経は一度障害されると元には戻せないため、残念ながら、欠けてしまった視野を治療で回復させることはできません。しかし、早期に発見して治療を行えば、進行を抑えることはできます。

そこで緑内障の治療では、視神経の障害が進行するのを食い止め、できるだけ視野の欠損が広がらないようにすることを目指します。現在のところ、中心となるのは**眼圧を下げる治療**です。

どの程度まで眼圧を下げる必要があるのかは、患者さんの病状や、家族歴や危険因子などによって異なりますが、進行度により、初期なら19㎜Hg、中期なら16㎜Hg、後期なら14㎜Hgが目安とされています。

主な治療法は薬物療法・レーザー治療・手術療法

緑内障の主な治療法としては、薬物療法（p68）、レーザー治療（p

知っておきたい

高眼圧症

眼圧が正常の上限20㎜Hgを超えているものの、隅角も正常（開放隅角）で、緑内障による視神経障害が認められない場合に、「高眼圧症」といわれます。

角膜《かくまく》が分厚いために見かけ上、眼圧の値が高くなってしまう人などもいますが、緑内障予備軍も含まれます。24㎜Hg以上の高眼圧症を無治療で放置すれば、5年間で9.5％が緑内障になるというデータもあります。定期的な検査で経過を観察し、リスクが高い人は、点眼薬を使って眼圧を下げることもあります。

緑内障のタイプと主な治療法

		原発開放隅角緑内障		原発閉塞隅角緑内障
		高眼圧	正常眼圧	
薬物療法（点眼薬）		◎	◎	○＊1
レーザー治療	レーザー虹彩切開術	―	―	◎
	レーザー線維柱帯形成術	○	○	―
手術療法	線維柱帯切除術	○	○	△＊2
	線維柱帯切開術	○	○	△＊2
	白内障手術（水晶体再建術）	―	―	△＊3

＊1　レーザー治療前や、レーザー治療後に眼圧が下がらない場合
＊2　レーザー治療後に眼圧が下がらない場合
＊3　白内障を合併し、水晶体が厚くなって隅角がふさがれている場合

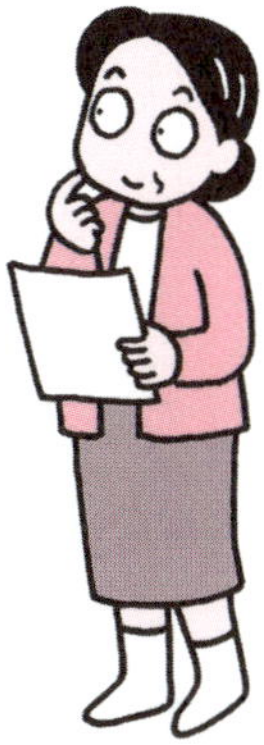

74）、手術療法（p76）の三つがあります。

薬物療法では、眼圧を下げるための**点眼薬**を用います。

レーザー治療は、目にレーザーを当てて治療する方法で、虹彩《こうさい》に小さな孔《あな》をあける**レーザー虹彩切開術**や、線維柱帯《せんいちゅうたい》の目詰まりを改善する**レーザー線維柱帯形成術**があります。

手術療法としては、房水《ぼうすい》の新たな排出路をつくる**線維柱帯切除術**や、排出路を再開通させる**線維柱帯切開術**などが行われています。

多くの場合、治療の中心となるのは薬物療法ですが、閉塞隅角《へいそくぐうかく》緑内障ではレーザー治療が優先されるなど、タイプに応じて選択され、組み合わせて行うこともあります（上表）。

知っておきたい

原発閉塞隅角症

隅角が狭く、眼圧が21㎜Hg以上の高眼圧、虹彩の根元の癒着《ゆちゃく》、線維柱帯への著しい色素沈着などの所見があったり、急性緑内障発作を起こしたことがあったりするが、緑内障の視神経障害がないという場合、最近では「原発閉塞隅角症」と呼ぶようになっています。

この場合は、原発閉塞隅角緑内障に進行する可能性が高く、原則として、予防的にレーザー虹彩切開術などを行い、隅角の閉塞を解消しておくことが勧められています。白内障《はくないしょう》があれば、白内障手術を行うことも検討されます（p66）。

緑内障のタイプと治療法の適応

緑内障のタイプにより、治療法は次のように選択されます。

●原発開放隅角緑内障の治療

このタイプでは、正常眼圧緑内障も含めて、**薬物療法が基本**です。目標眼圧を決めて、その数値を保てるように点眼薬でコントロールしていきます。さまざまな種類の薬があり、必要に応じて組み合わせたりすることで、多くの場合、眼圧をコントロールできるようになります。

薬物療法だけで目標眼圧に至らない場合は、レーザー線維柱帯形成術を行うことがあります。それでも効果がなければ、手術も検討されます。高眼圧の開放隅角緑内障の初期には線維柱帯切開術を行う例もありますが、正常眼圧の人も含め、広く行われているのは線維柱帯切除術です。

●原発閉塞隅角緑内障の治療

多くは「瞳孔《どうこう》ブロック」（下段）によって隅角が閉塞しており、**レーザー虹彩切開術が第一選択**になります。

急性緑内障発作を起こした場合は、ただちに点眼や点滴などによる薬物療法で眼圧を下げます。その後、眼圧が下がって角膜の混濁が解消されたら、レーザー虹彩切開術が行われます。薬物療法で眼圧が下がらず、角膜が透明にならないときは、メスで虹彩に孔をあける手術（周辺虹彩切除術）を行うこともあります。

慢性の場合も、レーザー治療や、その後の薬物療法で眼圧が十分に下がらなければ、手術を検討します。

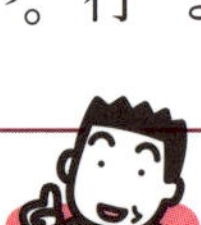

アドバイス

閉塞隅角緑内障は白内障とあわせて手術する方法もある

原発閉塞隅角緑内障では、多くの場合、「瞳孔ブロック」が隅角の閉塞にかかわっています。瞳孔ブロックとは、水晶体《すいしょうたい》と虹彩が近接して房水が流出しにくくなり、後房圧が高くなって、虹彩が前方へ押されて弯曲《わんきょく》した状態です。

慢性的にこの状態が続くと、隅角に押しつけられた虹彩が癒着して、閉塞範囲が拡大していきます。この癒着の進行を防ぐためにも、瞳孔ブロックの解消が必要です。通常、レーザー治療が行われますが、白内障がある場合は、白内障の手術で水晶体を取り除くことによっても、瞳孔ブロックが解消できます。

緑内障の治療選択で気になること

Q 点眼薬を使い続けても、緑内障はよくならない？

A 緑内障の点眼薬は、進行を止めたり遅れさせたりするためのものので、残念ながら、欠けた視野を回復させるものではありません。これは手術も同様です。

しかし、緑内障は一般にゆっくり進行する病気なので、早期に発見して、視神経障害が軽いうちから治療を行えば、生涯不自由ない程度の視野を保てる人が多くなっています。ただ、誰もが点眼薬が必要とも限らないので、まず年齢や進行予測から治療の必要性を検討して選択することが大切です。

Q 正常眼圧緑内障でも、眼圧を下げる治療が必要？

A 「正常」なのに、なぜ眼圧を下げなければならないのか、と思うのも無理はありませんが、基準値内の眼圧でも、その患者さんにとっては高すぎる状態と考えられています。正常眼圧緑内障でも、眼圧を下げる治療は有効です。

海外で行われた大規模臨床研究（CNTGS）では、正常眼圧緑内障で眼圧を30％低下させると、80％の患者さんで進行が抑えられることが示されています。

Q 高眼圧症は、どのくらいの眼圧から治療が必要？

A 眼圧が高いだけで、視神経障害のみられない高眼圧症の場合、治療の必要性は、眼圧の値だけで一律には決められません。

もちろん、30㎜Hg以上などと極端に高い場合は、眼圧を下げる治療が勧められますが、正常範囲を少し超えた程度であれば、対応は人によって異なります。まずは、眼圧が高くなった原因を調べるとともに、一時の検査で判断できることではないので、経過観察が大切です。定期的な検査で眼圧が上がる傾向がみられれば、やはり治療を始めたほうがよいでしょう。

Q 閉塞隅角緑内障なら、レーザー治療で治る？

A 多くは、房水の排出路ができることで、眼圧が高くなる原因を解消できます。薬物療法より根本的な治療といえるでしょう。

ただし、なかには開放隅角緑内障との混合型であったり、慢性閉塞隅角緑内障で隅角が癒着していたりすると、レーザー治療だけで眼圧が十分に下がらないケースもあります。そうした場合は手術などが必要になることもあります。

緑内障の薬物療法

眼圧を下げる点眼薬を使い続けて、病気の進行を抑える

眼圧を下げる点眼薬が主に用いられる

原発開放隅角緑内障《ぐうかくりょくないしょう》の治療では、眼圧を下げる薬物療法が基本になります。主として点眼薬を用います。

緑内障の点眼薬には、房水《ぼうすい》の排出を促す作用や、房水の産生を抑える作用をもつものがあり、主に次のような種類の薬が用いられています。

●プロスタグランジン関連薬

房水の排出を促す作用のある薬で、現在、眼圧を下げる効果が最も高いとされ、第一選択薬として広く用いられています。

房水の主な排出路は線維柱帯《せんいちゅうたい》からシュレム管を通るものですが、ほかに毛様体《もうようたい》の隙間から強膜《きょうまく》へ出るルートがあります。プロスタグランジン関連薬は、主に強膜への房水の排出を促して、眼圧を下げます。タフルプロストという薬は、あわせて目の血流を改善する作用をもちます。

全身的な重い副作用はほとんどありませんが、目の充血や、虹彩《こうさい》やまぶたへの色素沈着、まつげが増える、目がくぼむ、角膜《かくまく》障害など、局所的な副作用が起こることがあります。

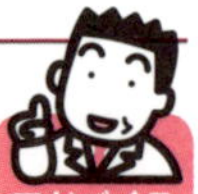

アドバイス

目標とする眼圧は患者さんによって一人ひとり異なる

緑内障の治療は、すべての患者さんが一律にここまで眼圧を下げればよいというものではありません。眼圧が高めでも病気が進行しない人もいるし、眼圧が低めでも進行してしまう人もいるからです。

治療の目標とする眼圧は患者さん一人ひとりで異なり、経過をチェックしていくなかで、見直されることもあります。

●β遮断薬

房水は毛様体のβ受容体が刺激されてつくられます。この薬は、β受容体をブロックすることで、房水の産生を抑える作用があります。

眼圧を下げる効果が高く、どのタイプの緑内障にも有効なため、長く緑内障の標準的な治療薬のひとつとして使われてきました。目への副作用は少ないのですが、脈が遅くなる徐脈や、ぜんそく発作などを招くことがあります。β受容体のなかでも、特に$β_1$受容体に選択的に作用するベタキソロールは、効果はやや劣るものの、全身的な副作用が少ないのが特徴です。

●α遮断薬

もともとは高血圧の治療に使われる内服薬ですが、房水の強膜への排出を促して、眼圧を下げる効果があります。作用はあまり強くないものの、全身的・局所的な副作用の少ない薬で、プロスタグランジン関連薬やβ遮断薬が副作用で使えない人などにも用いられます。

●αβ遮断薬

房水の排出を促すα遮断作用と、房水の産生を抑えるβ遮断作用をあわせもつ薬です。副作用については β遮断薬と同様の注意が必要です。

●炭酸脱水酵素阻害薬

毛様体にある炭酸脱水酵素の働きを阻害して、房水の産生を抑える薬です。以前は内服薬として使われていましたが、全身的な副作用が強く、現在は通常、点眼で用いられます。眼圧低下効果は内服薬には及びませんが、副作用の少ない薬です。

知っておきたい

点眼薬の局所副作用には防腐剤によるものもある

点眼薬の副作用には、全身的なものと、目や周囲に起こる局所的なものがありますが、局所的な副作用は、薬の有効成分そのものではなく、防腐剤が原因で起こることも少なくありません。特に塩化ベンザルコニウムは、局所副作用の原因になりやすいことが知られています。

最近では、同じ種類の薬で塩化ベンザルコニウムを含まない薬があることもあるので、副作用が出たからと点眼をやめたりせず、症状を詳しく伝えて医師に相談してください。

単独では眼圧を下げる効果がやや弱いので、ほかの薬が使えないときに用いたり、効果が不十分なときに併用したりすることが多いでしょう。

●α_2受容体刺激薬

日本では2012年から使われている薬で、房水の産生を抑制するとともに、排出を促す作用があります。長期にわたり安定して眼圧を低下させるとされますが、効果はプロスタグランジン関連薬やβ遮断薬にはやや劣るようです。そのため、それらの薬が使えない場合や、効果が不十分な場合に用いられます。

副作用で、眠気やめまい、低血圧や徐脈が現れることがあります。

●副交感神経刺激薬（縮瞳《しゅくどう》薬）

自律神経の副交感神経を刺激することで、毛様体筋を収縮させる作用があります。それによって線維柱帯の網目が開いて、房水が排出されやすくなります。かつては緑内障の主要な治療薬でした。

副作用としては、瞳が小さくなるため、暗く見えたり、遠くが見えにくくなったりすることがあります。車の運転は控えましょう。まれに下痢や吐き気などの全身的な副作用が起こることがあります。

●交感神経刺激薬（散瞳《さんどう》薬）

自律神経の交感神経を刺激することで、主に房水の産生を抑える薬です。開放隅角緑内障に使われます。

この薬には瞳孔《どうこう》を開く（散瞳）作用があるので、眼圧が上がるおそれがある閉塞隅角緑内障の人は使えません。また、瞳が広がるため、まぶしく感じたりかすんで見えたりする

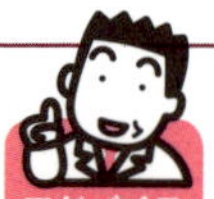

アドバイス

眼圧が下がらないときは点眼薬の使い方を確認してみる

今の緑内障の治療薬は、効果が高い薬が増えて、きちんと使えば、多くの患者さんは眼圧をコントロールできるようになっています。ただし、錠剤をのむのに比べ、点眼薬の場合は、使い方しだいで実際に体に作用する薬の量が大きく影響されます。医師の指示どおりの回数を点眼していても、その方法が正しくないと、十分な効果が得られません。

点眼薬を使っているのに眼圧が下がらない場合、薬が効かないと決めつける前に、まず正しく点眼できているかどうかを見直してみましょう（p72）。

緑内障の主な点眼薬

GE はほかにジェネリック薬あり

分類名	一般名	代表的な製品名	1日の点眼回数	房水への作用 排出促進	房水への作用 産生抑制	目への副作用	全身への副作用
プロスタグランジン関連薬	ラタノプロスト	キサラタン GE	1回	◎	―	充血、虹彩やまぶたへの色素沈着、まつげが増える、角膜障害など	重篤なものは少ない
	トラボプロスト	トラバタンズ GE					
	タフルプロスト	タプロス					
	ビマトプロスト	ルミガン GE					
	イソプロピルウノプロストン	レスキュラ GE	2回				
β遮断薬（受容体非選択性）	チモロール	チモプトール、リズモン GE	2回または1回	―	◎	少ない	徐脈、ぜんそく発作の誘発など
	カルテオロール	ミケラン GE					
	レボブノロール	レボブノロール塩酸塩					
（β_1受容体選択性）	ベタキソロール	ベトプティック GE	2回	―	○	少ない	比較的少ない
α遮断薬	ブナゾシン	デタントール	2回	○	―	少ない	ほとんどない
αβ遮断薬	ニプラジロール	ハイパジール、ニプラノール GE	2回	○	○	少ない	徐脈、ぜんそく発作の誘発など
炭酸脱水酵素阻害薬	ドルゾラミド	トルソプト	3回	―	◎	点眼時の目の刺激感など	重篤なものは少ない
	ブリンゾラミド	エイゾプト GE	2～3回				
α_2受容体刺激薬	ブリモニジン	アイファガン GE	2回	○	○	結膜炎、結膜蒼白など	眠気、めまい、徐脈など
副交感神経刺激薬	ピロカルピン	サンピロ GE	3～5回	○	―	暗く見える、近視化など	下痢、吐き気など
交感神経刺激薬	ジピベフリン	ピバレフリン	1～2回	―	○	まぶしい	動悸、頭痛など
［合剤］プロスタグランジン関連薬＋β遮断薬	ラタノプロスト＋チモロール	ザラカム GE	1回	◎	◎	充血、虹彩やまぶたへの色素沈着、まつげが増える、角膜障害など	徐脈、ぜんそく発作の誘発など
	トラボプロスト＋チモロール	デュオトラバ GE					
	タフルプロスト＋チモロール	タプコム					
［合剤］炭酸脱水酵素阻害薬＋β遮断薬	ドルゾラミド＋チモロール	コソプト GE	2回	―	◎	点眼時の目の刺激感など	徐脈、ぜんそく発作の誘発など
	ブリンゾラミド＋チモロール	アゾルガ					

そのほか、2014年よりリパスジル（グラナテック®）、17年よりラタノプロストとカルテオロールの合剤（ミケルナ®）、18年よりオミデネパグイソプロピル（エイベリス®）、19年よりブリモニジンとチモロールの合剤（アイベータ®）、20年よりブリモニジンとブリンゾラミドの合剤（アイラミド®）が使われるようになっている。

ことがあるので、車の運転などは避けます。そのほか、まれに動悸《どうき》や頭痛が起こることもあります。

二つの薬を組み合わせた合剤が増えてきた

緑内障の治療では、前述の薬のなかから、最初は1種類を用いるのが基本です。効果をみて、眼圧の下がり方が不十分なら、薬を替えたり、作用の違う薬を組み合わせて、目標眼圧にコントロールしていきます。

複数の点眼薬を使う場合は、続けて点眼すると、先に点眼した薬が流れてしまって本来の作用が得られないため、間をあける必要があります。点眼に手間がかかるため、正しく行われていないケースも少なくありませんが、近年は、あらかじめ二つの薬を組み合わせた**合剤**が登場して、治療が行いやすくなっています。

合剤としては、「プロスタグランジン関連薬＋β遮断薬」「炭酸脱水酵素阻害薬＋β遮断薬」といった組み合わせの薬があります。

点眼薬の効果を得るには、正しい点眼のしかたで使うことが大切です。

点眼薬の正しい使い方

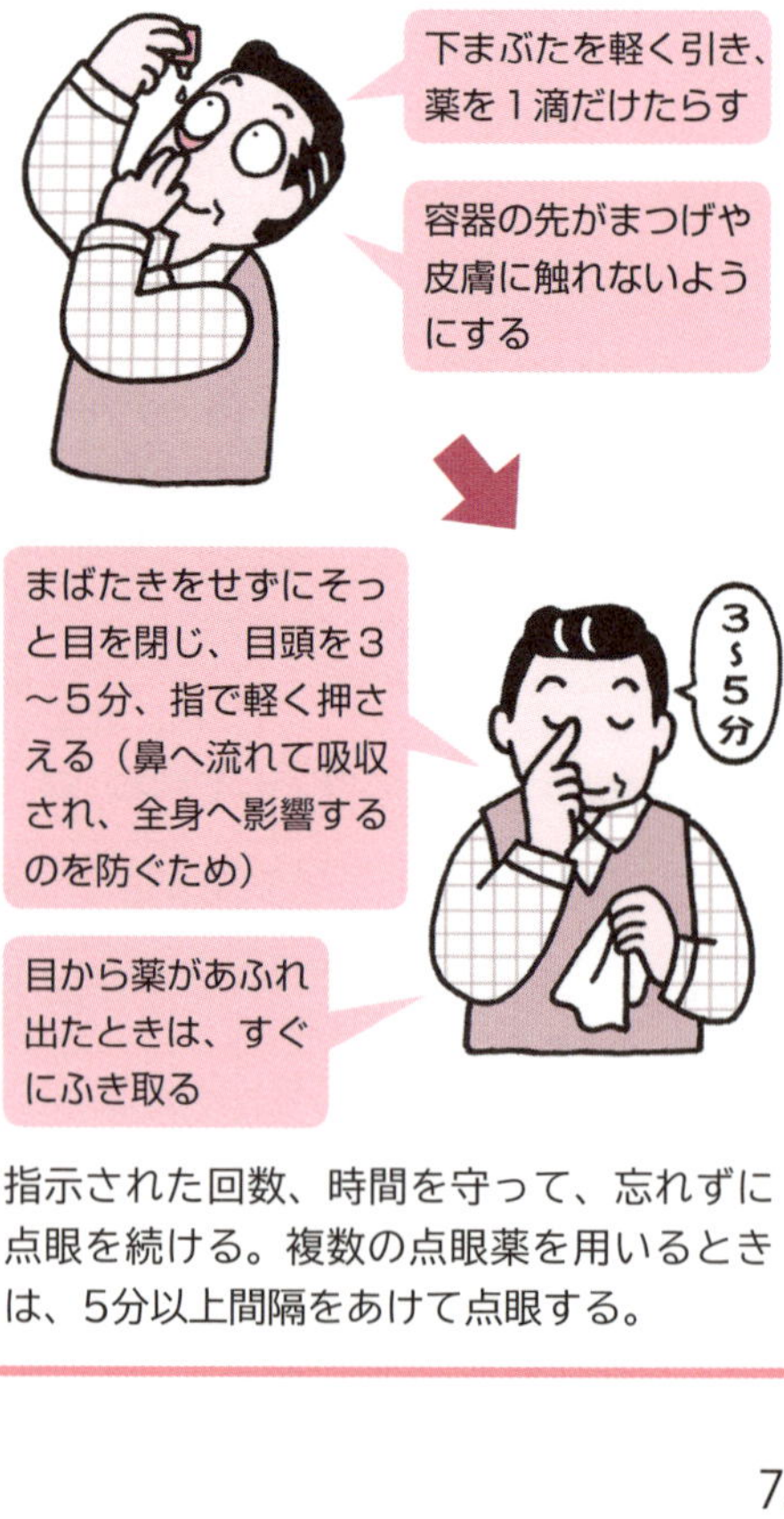
下まぶたを軽く引き、薬を１滴だけたらす
容器の先がまつげや皮膚に触れないようにする
まばたきをせずにそっと目を閉じ、目頭を３～５分、指で軽く押さえる（鼻へ流れて吸収され、全身へ影響するのを防ぐため）
3～5分
目から薬があふれ出たときは、すぐにふき取る

指示された回数、時間を守って、忘れずに点眼を続ける。複数の点眼薬を用いるときは、5分以上間隔をあけて点眼する。

ここが聞きたいQ&A

緑内障の点眼薬について気になること

Q 目薬で、どの程度の全身的な影響があるもの？

A 現在使われている緑内障の点眼薬で、全身的な副作用が問題になりやすいのは、β遮断薬です。特に気管支ぜんそくのある人では、ぜんそく発作を誘発することがあるので、受容体非選択性のβ遮断薬は使えません。呼吸器の病気や心不全がある人も注意が必要です。

点眼薬といえども、合わない人が使えば命にかかわりかねないので、自分の病気については、必ず医師にきちんと伝えてください。

Q もし副作用が起きたら、どのように対処する？

A 副作用かな？　と思う症状が現れたら、まずは医師に連絡して、相談してください。

最も広く使われているプロスタグランジン関連薬でも、充血などの局所的な副作用はよくあります。多くは使い始めの一時期だけですが、なかには角膜障害が起きたりすることもあります。くもった見え方になった、ゴロゴロするような異物感が出てきたというときは、受診して相談してください。

Q 車の運転を避けるのは、点眼後どのくらいの時間？

A 縮瞳薬のピロカルピン（サンピロ®）は、点眼すると5～6時間は瞳孔が縮んで暗くなり、その状態での運転は危険です。点眼回数の多い薬なので、車を運転する機会の多い人は薬を替えてもらう必要があるでしょう。

炭酸脱水酵素阻害薬のブリンゾラミド（エイゾプト®）は、粘りのある懸濁液で、点眼した直後は少しぼやけて見えます。薬の性状によるものなので心配ないのですが、目のかすみがあるうちは、車の運転はやめてください。

Q さし忘れたり、さしたかどうかわからなくなったら？

A たとえば朝1回の点眼を忘れたのに気づいて昼にさすなど、時間がずれるくらいはかまいませんが、次の点眼が近くなってから気づいたら、1回抜いてください。

幸い緑内障はゆっくり進行する病気で、薬が1回抜けただけで悪化するというものではありません。点眼したかどうかわからなくなってしまった場合も、次から忘れずに使ってください。

ただし、さし忘れがたびたびある人は、医師に伝えて、使い方を見直すことも必要でしょう。

緑内障のレーザー治療

外来での短時間の治療で房水の排出を改善する

緑内障《りょくないしょう》のレーザー治療には、主に次の二つの方法があります。

虹彩に孔をあける レーザー虹彩切開術

レーザーによって虹彩《こうさい》（いわゆる茶目）に孔《あな》をあけて、房水《ぼうすい》の通り道をつくり、眼内の房水の流れを変える治療です。房水の排出口をふさいでいるふたに孔をあけるようなもので、閉塞隅角緑内障《へいそくぐうかくりょくないしょう》の多くは、この方法によって治療できます。急性緑内障発作を起こした人にも、この治療が行われます。

治療の前処置として瞳孔《どうこう》を小さくする薬（縮瞳薬《しゅくどうやく》）を点眼します。この薬を使うと、虹彩が薄くなって隅角が広がります。その後、点眼麻酔をして専用のコンタクトレンズを角《かく》膜《まく》に装着し、レーザーを照射して虹彩に小さな孔をあけます。角膜を焼くのを防ぐため、発熱を抑えて高エネルギーを発生するヤグレーザーが用いられます。

前処置に1～2時間かかりますが、レーザー治療そのものは15～20分ほどですみます。治療は外来で受けられ、痛みもごく軽いものです。

ここが聞きたい

Q 開放隅角緑内障に対するレーザー治療の効果は？

A 開放隅角緑内障に行われるレーザー線維柱帯形成術では、十分な効果が得られるのは治療を受けた人の４割程度ともいわれます。閉塞隅角緑内障に対するレーザー虹彩切開術に比べ、効果は限定的といえるでしょう。

レーザー線維柱帯形成術は、繰り返すと線維柱帯が萎縮《いしゅく》してしまうため、一度行って効果がなければ、手術療法を検討することになります。

一度の治療で高い効果が得られますが、人によっては、治療後、レーザーであけた孔がふさがってしまうことがあり、その場合は再度レーザー照射が必要になることがあります。

排出口の目詰まりをとるレーザー線維柱帯形成術

排出口のフィルター役である線維《せんい》柱帯《ちゅうたい》の目詰まりが原因で房水がたまる原発開放隅角緑内障で、薬物療法では十分に眼圧がコントロールできない場合に行われます。この治療では、アルゴンレーザーという熱を発するレーザーを線維柱帯に当てます。レーザーの照射時間は5分足らずで、外来で治療を受けられます。

線維柱帯の目詰まりを解消することで、房水の流れを改善します。

緑内障のレーザー治療

レーザー虹彩切開術

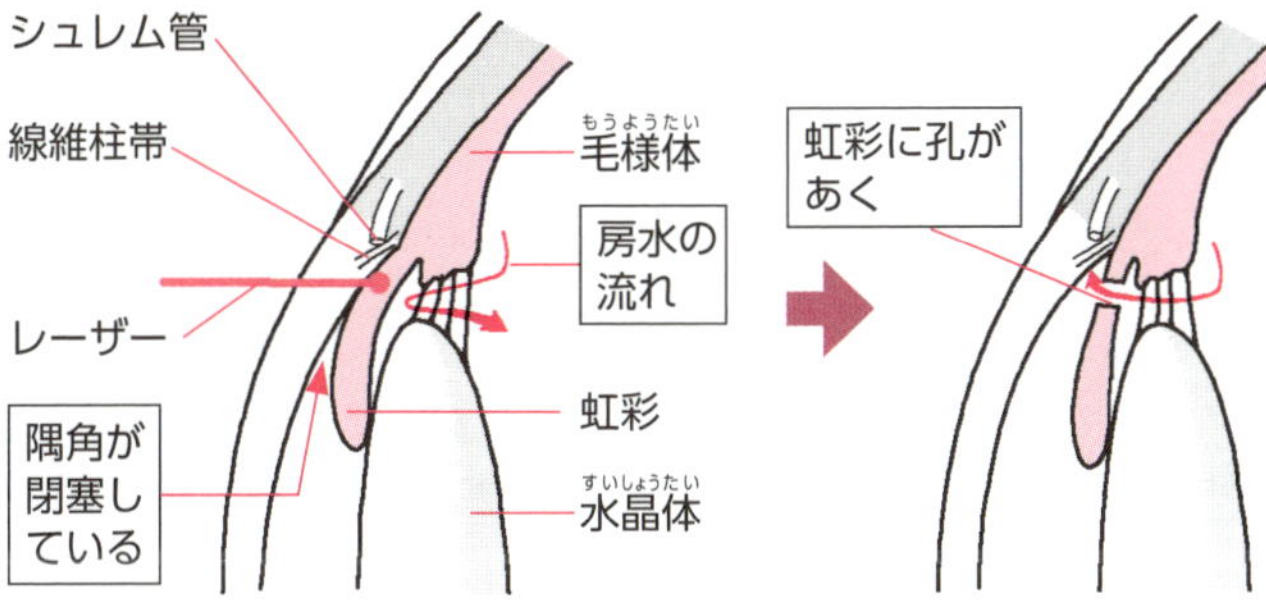

虹彩にレーザーを当てて、小さな孔をあける。新たな通り道ができることで、虹彩の裏側に滞っていた房水の流れが改善される。

レーザー線維柱帯形成術

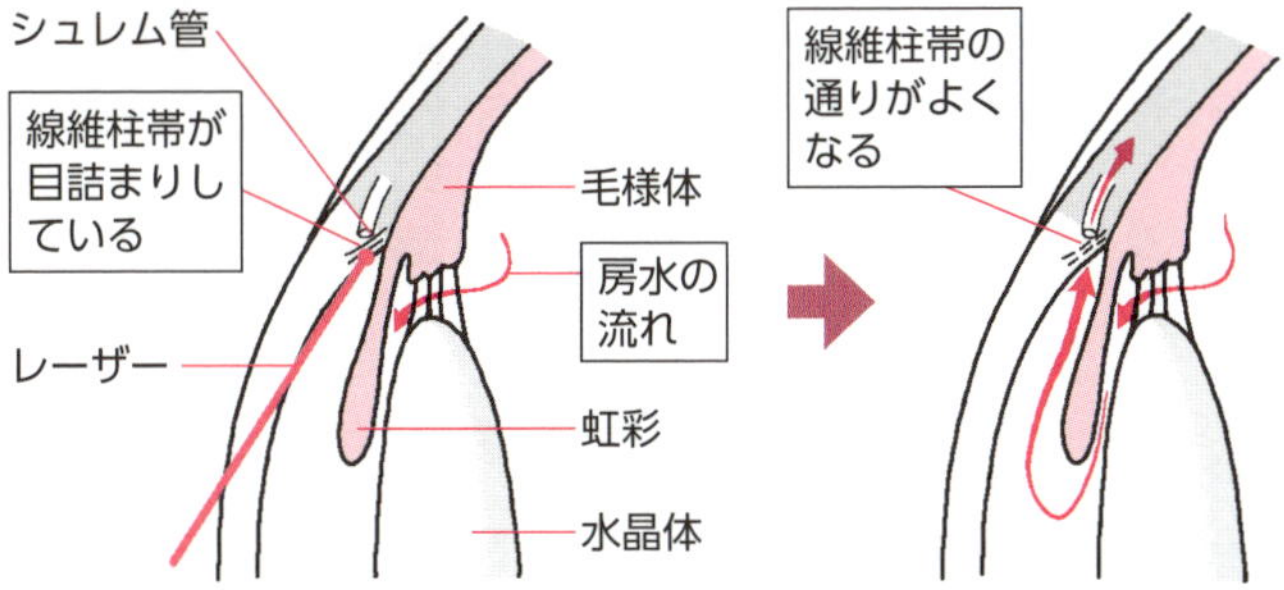

線維柱帯にレーザーを当てて、フィルターの網目を広げる。房水が通りやすくなることで、虹彩の前側の房水の滞りが改善される。

緑内障の手術療法

薬やレーザー治療で眼圧がコントロールできない場合に行われる

緑内障《りょくないしょう》の手術法には次の二つがあり、いずれも入院が必要です。

新たな排出路をつくる 線維柱帯切除術

正常眼圧緑内障を含む原発開放隅角《ぐうかく》緑内障の人に行われる手術で、房水《ぼうすい》の新たな排出路をつくります。

手術は、局所麻酔をしたうえで、結膜《けつまく》を切開してめくり、その下の強《きょう》膜《まく》を半分の厚さにはいでふたのようにし、残った強膜と虹彩《こうさい》に孔《あな》をあけます。そこに強膜のふたをかぶせて縫いつけ、結膜を戻します。房水は隅角から結膜の下へ流れ、新たな貯水場所「濾過胞《ろかほう》」をつくります。

手術時間は30分~1時間ほどですが、術後の調整が重要です。眼圧低下が不十分なら、強膜を縫いつけた糸をレーザーで切って房水の排出量を増やすなどして、目標の眼圧になるようにしていきます。この調整しだいで、入院期間は1~3週間ほどになります。

最も一般的な緑内障手術ですが、眼圧が下がりすぎて網膜《もうまく》の張りがなくなり、視力低下が起こることがあります。また、細菌感染症や白内障《はくないしょう》

最新情報

緑内障チューブシャント手術

2012年に、人工物を使って房水の新たな排出路をつくる「緑内障チューブシャント手術」が認可されました。房水を抜くための専用のインプラントを留置することで、排出路を確保するというものです。

特に、線維柱帯切除術で効果がなかった人や、手術であけた孔がふさがって再手術を繰り返している人、線維柱帯切除術を受けられない人などには、治療の可能性が広がったことになるでしょう。

の悪化などを招くおそれもあります。

排出路を通りやすくする
線維柱帯切開術

目詰まりした線維《せんい》柱帯《ちゅうたい》を切開して、房水の排出をたやすくする手術です。軽度の原発開放隅角緑内障などに対して行われます。

局所麻酔をして結膜を切開し、強膜の一部をめくって、線維柱帯の目詰まりが強い部位を切開したのち、強膜と結膜を元に戻します。線維柱帯が通りやすくなることで、シュレム管への排出路が再開します。

この手術は眼球壁に孔をあけるわけではないので、合併症のリスクは低いものの、線維柱帯切除術ほどの眼圧低下効果は期待できません。入院は7～10日ほどです。

緑内障の手術法

線維柱帯切除術

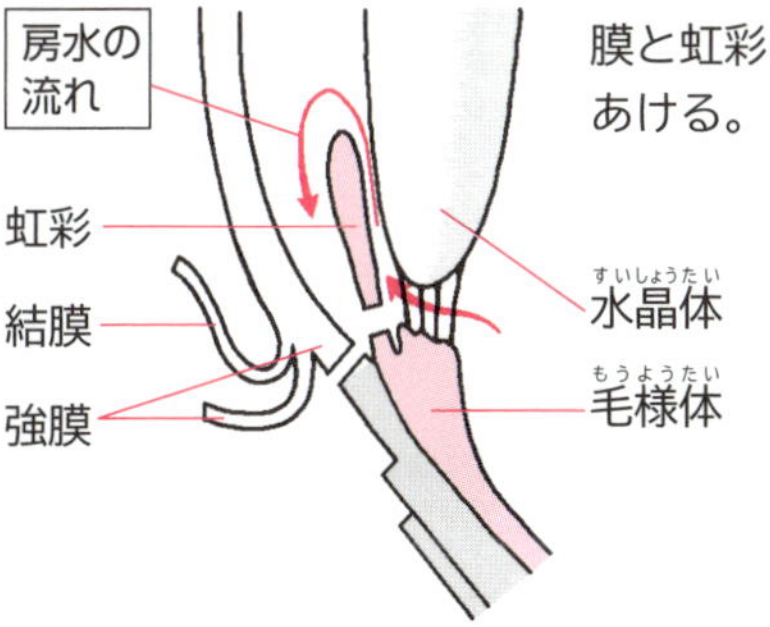

結膜と強膜の半分をはがし、強膜と虹彩に孔をあける。

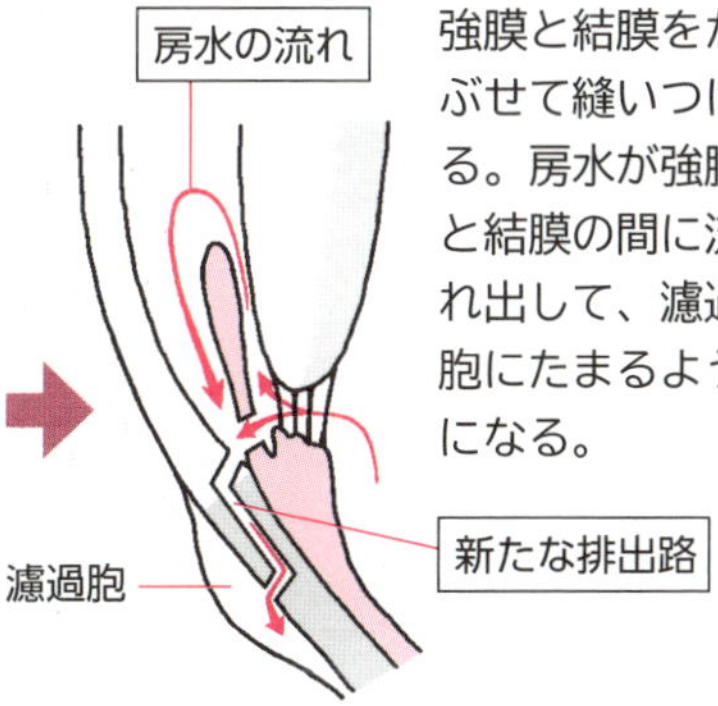

強膜と結膜をかぶせて縫いつける。房水が強膜と結膜の間に流れ出して、濾過胞にたまるようになる。

線維柱帯切開術

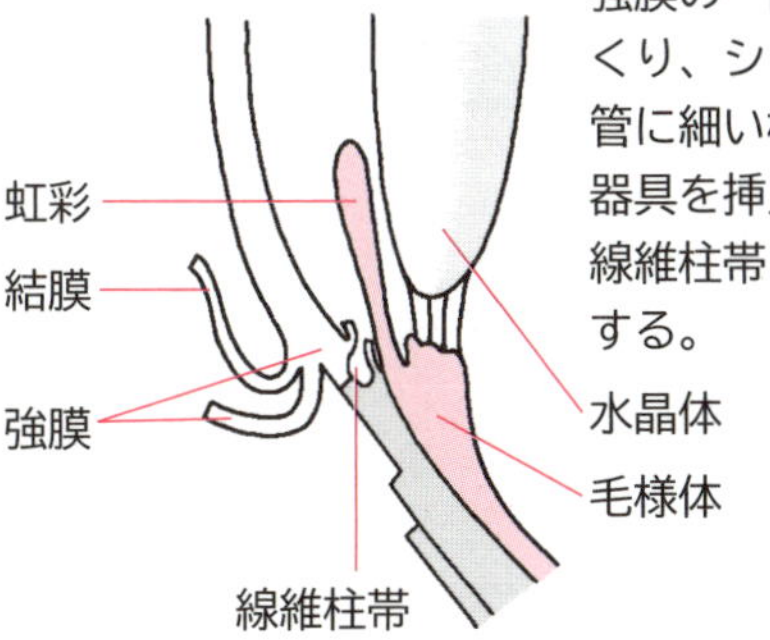

結膜を切開して強膜の一部をめくり、シュレム管に細い棒状の器具を挿入して、線維柱帯を切開する。

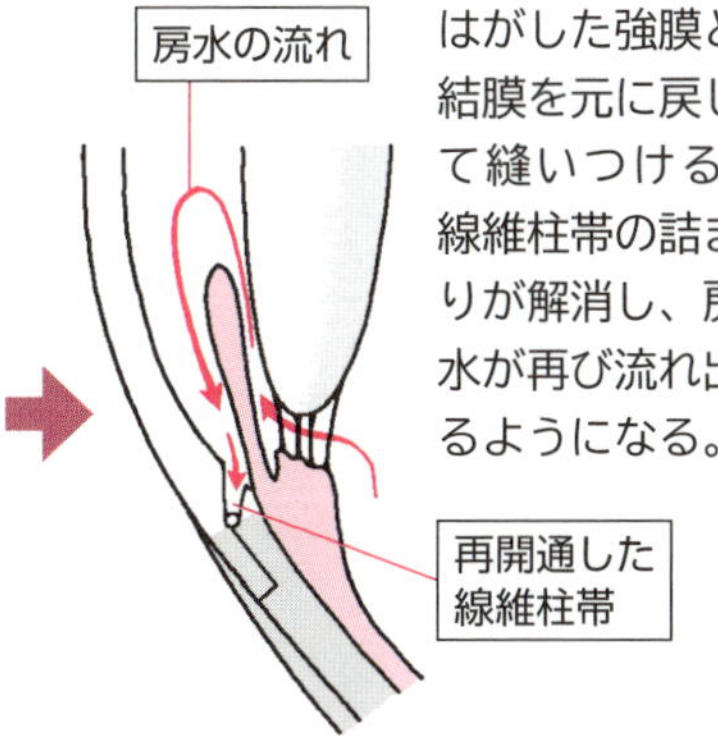

はがした強膜と結膜を元に戻して縫いつける。線維柱帯の詰まりが解消し、房水が再び流れ出るようになる。

緑内障がある人の日常生活のポイント

治療と検査を続けながら、目によい生活を心がける

眼圧コントロールと定期的な検査を続ける

緑内障《りょくないしょう》の治療は進行を抑えるためのものなので、点眼薬をずっと使い続けて、眼圧をコントロールしていきます。眼圧が下がったからと勝手に薬の使用をやめると、また眼圧が上がってしまいます。レーザー治療や手術を受けた人でも、点眼薬が必要とされる場合があります。医師の指示どおりに根気よく点眼を続け、定期的に検査を受けてください。

抗コリン薬など、緑内障、特に閉《へい》塞隅角《そくぐうかく》緑内障のある人には使いにくい薬があります。ほかの病気で眼科以外を受診した場合にも、緑内障があることや、どんなタイプの緑内障かを医師に伝えてください。

眼圧を上げる原因に注意し、血行の改善をはかる

日常生活でも、眼圧を上昇させる原因になるようなことに注意しましょう。たとえば薄暗いところや、うつむいた姿勢で長時間仕事をするのは、眼圧を上げることがあります。うつ伏せで寝るのも要注意です。一

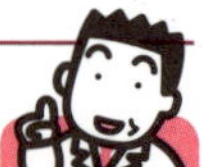

アドバイス

ステロイド薬を長期間使うときは眼科医に相談を

長期にわたってステロイド薬を服用していると、眼圧が上がることがあります。点鼻薬や軟《なん》膏《こう》などの外用剤でも注意が必要です。

緑内障のある人が、ステロイド薬による治療が必要といわれたら、眼科医にも相談して、できるだけ緑内障が悪化しないような手立てを講じてもらいましょう。

気に大量の水分をとる、首まわりのきついシャツを着るといったことも、眼圧を上げる原因になります。イライラするのも、望ましくありません。できるだけ避けるように心がけましょう。

また、血行不良は緑内障の原因のひとつではないかともいわれています。特に、治療で眼圧を下げても進行する人では、その可能性があります。低血圧や貧血などがあるようなら、喫煙者は禁煙し、適度な運動などで血液循環の改善をはかることが勧められます。

明暗による隅角の変化

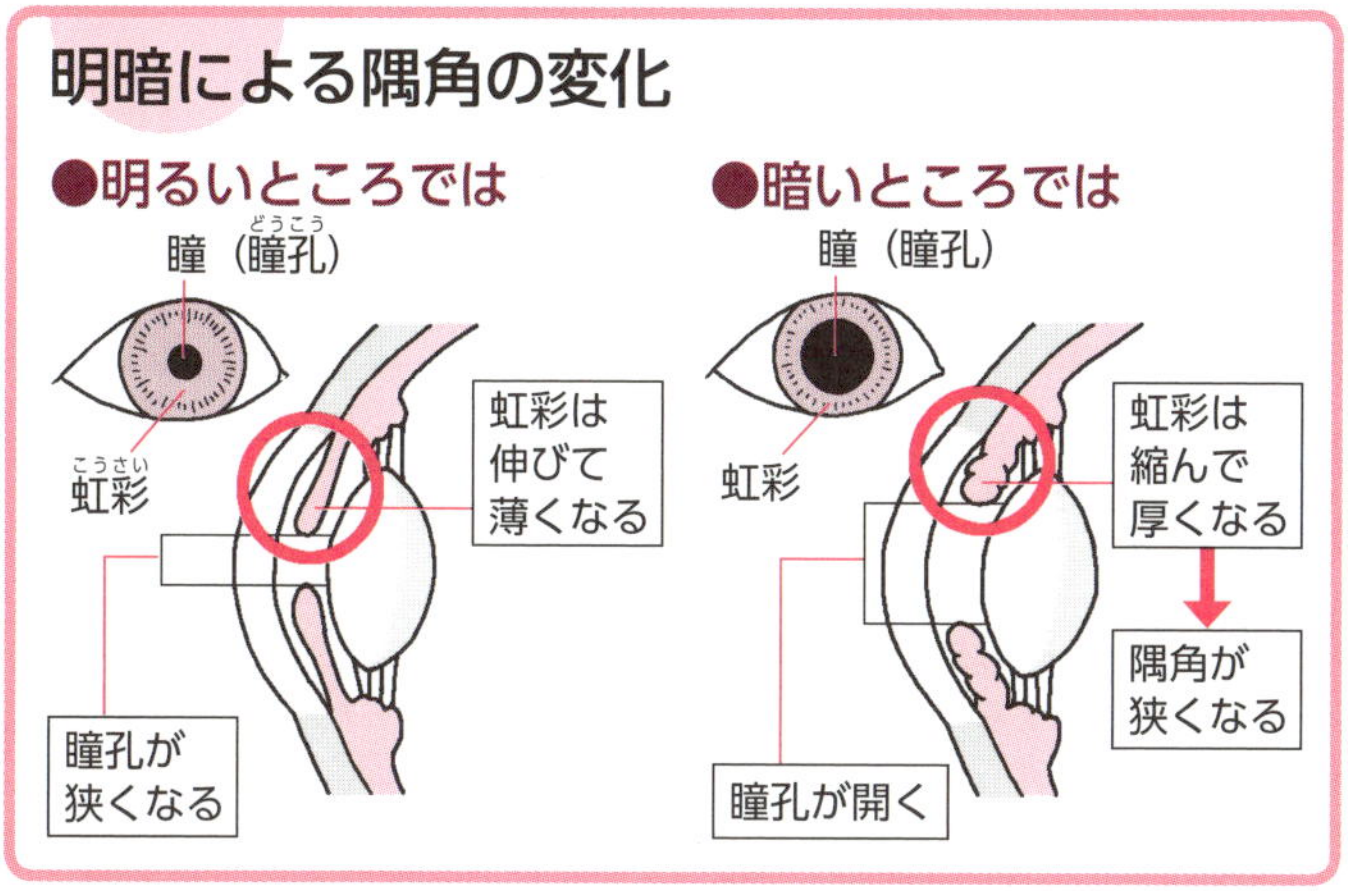

注意したい眼圧上昇の原因

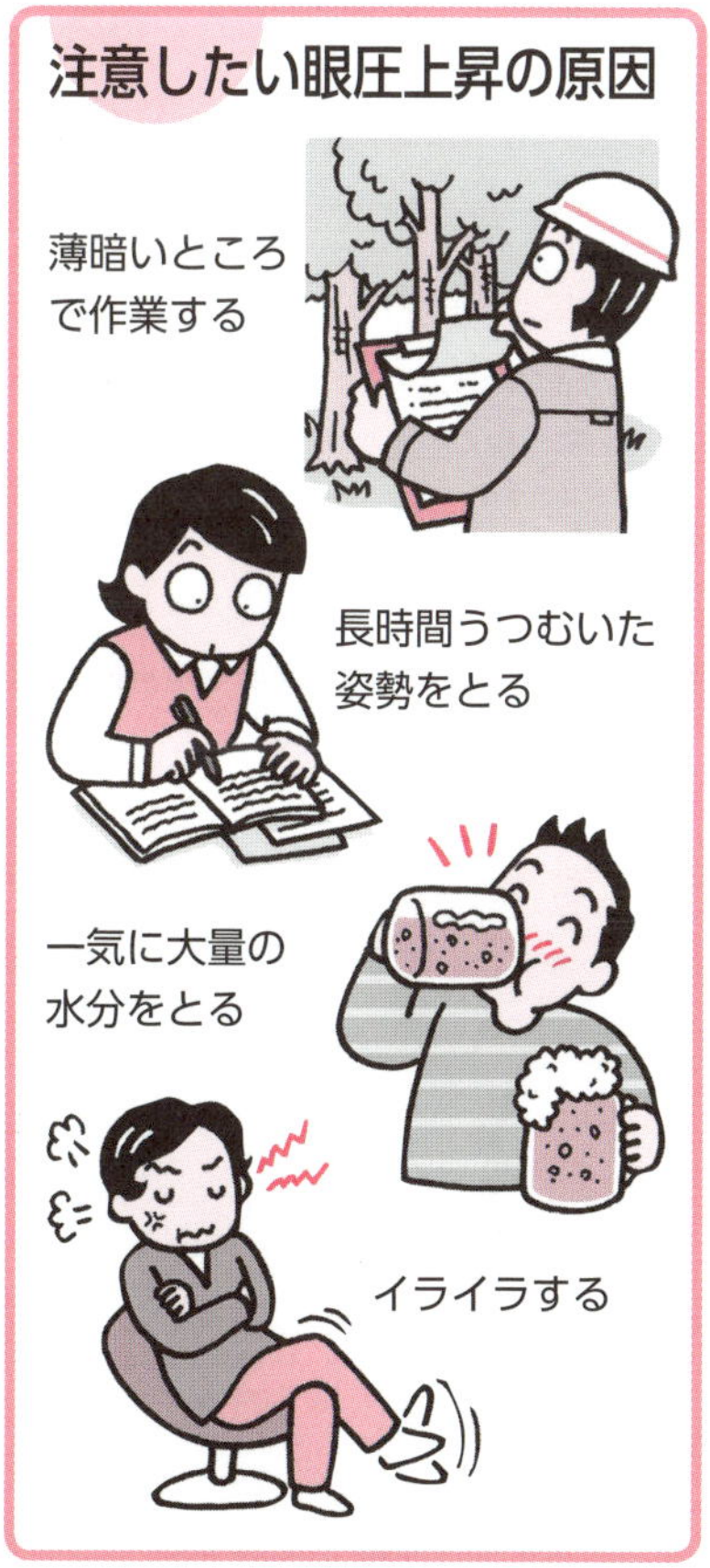
薄暗いところで作業する
長時間うつむいた姿勢をとる
一気に大量の水分をとる
イライラする

最新情報

ロボット手術前に眼科検査

最近増えている前立腺がんのロボット支援手術では、頭を下げた姿勢で手術が行われるため、閉塞隅角緑内障があると眼圧が上がりやすいことがわかってきました。そのため、手術前には眼科でチェックをし、必要ならレーザー治療で緑内障発作のリスクを減らす場合もあります。

ほかの病気が原因で起こる「続発緑内障」

緑内障《りょくないしょう》のなかには、ほかの目の病気や全身的な病気、外傷、薬物などが原因で起こるものがあり、「続発緑内障」と総称されます。主に次のようなものがあります。

●落屑緑内障

原因不明でコラーゲンがはがれて全身のさまざまな臓器に蓄積する「落屑《らくせつ》症候群」という病気にともなう緑内障です。落屑症候群の約30％が緑内障を併発するといわれ、高齢者の重大な失明原因となりうると注目されています。

落屑緑内障では、水晶体《すいしょうたい》表面などにフケのようなものが見られ、はがれたものが線維柱帯《せんいちゅうたい》に詰まって、眼圧が上がります。主に原発開放隅角《ぐうかく》緑内障に準じた治療が行われます。

●ステロイド緑内障

ステロイド薬を長期にわたって使うと、眼圧が上がることがあります。点眼薬では、健康な人でも1か月以上使い続けると、30～40％で眼圧上昇がみられます。内服薬はもちろん、軟膏《なんこう》などの外用薬や点鼻薬などでも眼圧が上がることがあります。ステロイド薬による治療を継続的に行う場合は、積極的に目の検査を受けてください。

●ぶどう膜炎にともなう続発緑内障

虹彩《こうさい》、毛様体《もうようたい》、脈絡膜《みゃくらくまく》を合わせて「ぶどう膜」といい、これらに起こる炎症を総称して「ぶどう膜炎」といいます。代表的な原因がベーチェット病、サルコイドーシス、原田《はらだ》病などの膠原《こうげん》病・自己免疫疾患です。炎症物質が線維柱帯に詰まって、緑内障を併発することがあります。

●血管新生緑内障

糖尿病網膜《もうまく》症（p108）、網膜静脈閉塞《へいそく》症（p122）などで新生血管が生じ、それが隅角を閉塞させて緑内障を起こすことがあります。

●外傷性緑内障

目を強く打ったなどによる隅角の障害で、緑内障が起こることもあります。隅角の構造的な変化により、けがから何年もたってから眼圧が上昇することもあります。

第4章

加齢黄斑変性

～見たいところが見えない

加齢によって、網膜《もうまく》の中心部にあたる黄斑《おうはん》部に障害が起こる病気が「加齢黄斑変性」です。視野の中心の見たいところが見えにくくなるため、日常生活に不自由が生じやすいのですが、近年、効果の高い治療法が相次いで登場し、視力の維持ばかりでなく、改善を目指す治療が行えるようになってきています。

監修：湯澤美都子

加齢黄斑変性とはどんな病気？

物を見る機能のかなめとなる黄斑部が障害される

網膜の黄斑部が変性して視力低下を引き起こす

眼底《がんてい》の**網膜**《もうまく》の中心部を**黄斑部**《おうはん》といいます。ここには、物の色や形、大きさなどを感じる**視細胞**《しさいぼう》がたくさん集まっていて、網膜のなかでも物を見るために最も重要な部位です。その黄斑部の中心にある**中心窩**《ちゅうしんか》という小さなくぼみは、視細胞が集中しているとりわけ感度が高いところで、一般にいう「視力」とは、中心窩の視力をさします。

加齢などによって、この黄斑部が変性して障害が起こるのが**加齢黄斑変性**です。見ようとするところが見えにくくなり、黄斑部のなかでも中心窩に障害が及ぶと、著しい視力低下が起こります。

加齢黄斑変性という病名は、一般にはなじみが薄いかもしれませんが、欧米では成人の失明原因の第1位という珍しくない病気です。以前は日本では比較的少ないと考えられていましたが、社会の高齢化や生活の欧米化により、近年、急増しています。最近では、50歳以上の1.2％（80人に1人）にみられるといわれ、高齢に

Q ここが聞きたい

20年ほど前に「黄斑変性」といわれたが、同じ病気？

A 「黄斑変性」には、加齢黄斑変性のほか、遺伝性の「黄斑ジストロフィ」、ほかの病気によって黄斑が傷んだ状態が残った「続発性黄斑変性」などがあります。「黄斑上膜」「中心性漿《しょう》液《えき》性脈絡網膜《みゃくらくもうまく》症」などでも、黄斑に変性が生じた場合が続発性にあたります。昔は厳密に区別されずにみな黄斑変性と呼ばれていました。

今改めて診断を受ければ、はっきりした病名がつき、治療が行えることもありえます。

黄斑部とは

目に入ってきた光が像を結ぶ眼底の網膜の中心部で、視機能のかなめ。

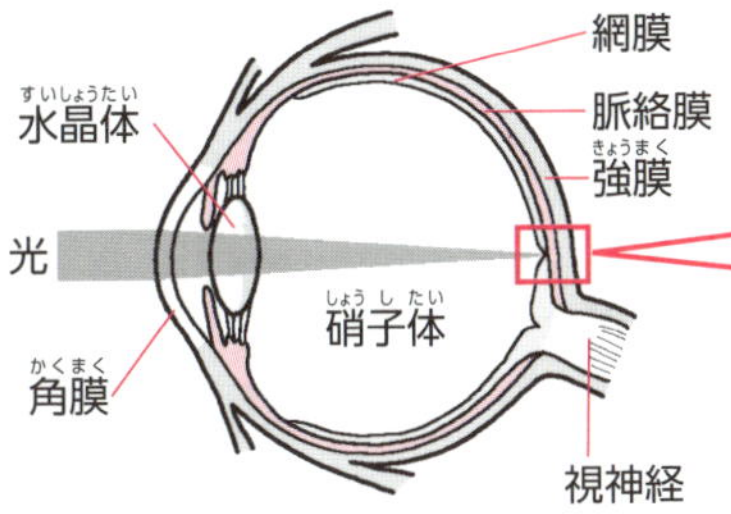

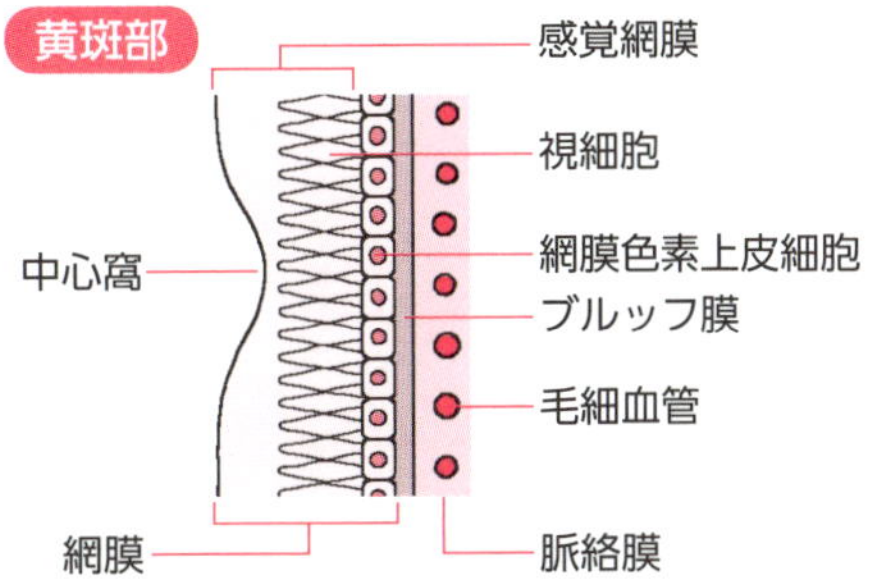

黄斑部の中心のくぼんだ部分が中心窩。網膜は視細胞などで構成される感覚網膜と、いちばん外側の網膜色素上皮細胞から成る。

なるほど発症率が高くなります。患者さんは男性が多いのが特徴です。

「社会的失明」の原因で生活の支障が大きい

黄斑部は物を見る視機能のかなめとなる部位で、文字や人の顔、物の色や距離など、光の情報の大半を識別しています。そのため、ここが障害されると日常生活への支障が大きく、進行すると**社会的失明**（矯正《きょうせい》しても0.1以下の視力しか得られない）に至ることがあります。

加齢黄斑変性は、比較的近年まであまり有効な治療法がなかったのですが、最近いくつかの新たな治療法が登場して、多くの患者さんが治療によって視力の維持や改善ができるようになってきました。

知っておきたい

加齢以外の危険因子

加齢黄斑変性は加齢とかかわりが深い病気ですが、そのほかにも、発症に関係する危険因子として次のようなことが知られています。

●遺伝的な体質
●喫煙

このほか、

●日光（太陽光に含まれる波長の短い青や紫の光）
●食生活……予防効果があるとされるビタミンA・C・E、亜鉛、オメガ3脂肪酸（DHA、EPAなど）などを多く含む野菜や魚介類などをほとんどとらないような偏った食事

さらに、肥満や血液中の白血球数の増加なども、関連があると報告されています。

加齢黄斑変性の症状

視野の中心部が見えにくくなったり、ゆがんだりする

いちばん見たいところがよく見えなくなる

加齢黄斑《おうはん》変性は、網膜《もうまく》の黄斑部に異常が生じることで視機能にさまざまな障害が起こります。代表的な症状が次の三つです。

▼中心部が暗く、見えにくい（中心暗点）……視野の中央が見えにくくなり、見ようとするものの中心部がぼやけたり、暗く見えたりします。たとえば、人の顔を正面から見ると鼻や目のあたりが判別しにくく、新聞を広げると読もうとするあたりの文字が見えにくくなります。

▼ゆがんで見える（変視《へんし》症）……人の顔やテレビなどを見つめると、中心部がゆがんで見えます。壁のタイルなど格子状のものを見ると、ゆがみがよりはっきりとわかります。

▼視力が低下する……病状が進行するのにともない、視力が低下していきます。特に黄斑の病変が中心窩《ちゅうしんか》に及ぶと、急激な視力低下が起こります。一般に、中央以外の視野は保たれ、全く光を失ってしまうということはまれですが、見たいところが見えなくなり、読もうとする文字が

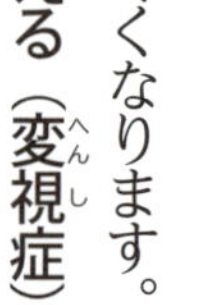

片方の目の症状は日常生活では気づきにくい

加齢黄斑変性は左右同時に発症することはめったにありません。大抵は片方の目から起こり、症状も片側に現れます。ふだんの生活では両方の目で見ているので、症状のないほうの目がカバーして、すぐに不自由は生じません。

だからこそ、早期に気づくためには、意識的に片方の目で見たときの見え方をチェックしていくことが重要になるのです（p89）。

加齢黄斑変性の代表的な症状

●中心部が暗く、見えにくい（中心暗点）

●ゆがんで見える（変視症）

●視力低下

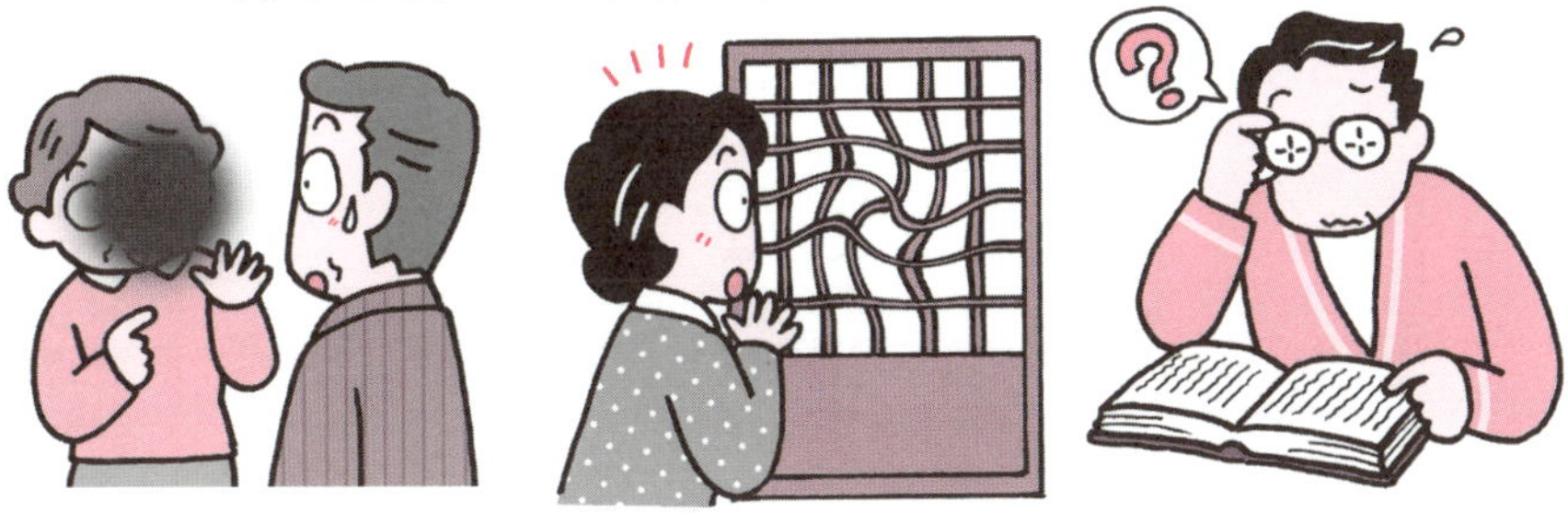

読めない、色が見えなくなるなど、日常生活に非常に不便な状態になってしまいます。

最初は片方に起こり、気づきにくい

大抵の場合、加齢黄斑変性は、最初は片方の目に起こります。症状も軽く、ふだん物を見るときにはもう片方の目が補うため、気づかないことが少なくありません。

しかし、患者さんの3人に1人は、いずれもう片方の目にも加齢黄斑変性が起こるといわれています。

加齢黄斑変性には滲出《しんしゅつ》型と萎縮《いしゅく》型という二つのタイプがあり（p86）、タイプによっては急速に視力低下が進むことがあるので、早く気づいて治療を始めることが大切です。

◆知っておきたい

似た症状が現れる病気

視野の中央が見えにくかったり、ゆがんで見えたりするのは、加齢黄斑変性を疑う代表的な症状ですが、次のような病気でも似た症状が現れます。

▼黄斑円孔《えんこう》
▼黄斑上膜《じょうまく》
▼中心性漿液《しょうえき》性脈絡網膜《みゃくらくもうまく》症（p126）
▼網膜静脈分枝閉塞《ぶんしへいそく》症による黄斑浮腫《ふしゅ》（p123）
▼網膜細動脈瘤《りゅう》（網膜の動脈にできたこぶが破裂する）で起こる黄斑部の網膜剝離《はくり》

そのほか、次の病気は最近では加齢黄斑変性の一種の「特殊型」として扱われるようになっています（p86）。

▼網膜血管腫《しゅ》状増殖
▼ポリープ状脈絡膜血管症

黄斑部の障害によるタイプと進行

「滲出型」と「萎縮型」の二つのタイプがある

加齢黄斑《おうはん》変性は、黄斑部の病変の起こり方によって、滲出型《しんしゅつがた》と萎縮《いしゅく》型に分けられます。

滲出型は異常な血管が生じて血液がもれ出す

健康な状態では存在しない**新生血管**と呼ばれる異常な血管によって起こるタイプです。新生血管は、黄斑部の脈絡膜《みゃくらくまく》（網膜《もうまく》の外側にある血管が豊富な膜）から発生し、網膜色素上皮細胞の下、あるいは網膜色素上皮細胞と網膜との間に侵入します。

視細胞は新陳代謝していて、その老廃物を網膜色素上皮細胞が処理していますが、加齢によってその働きが衰え、老廃物がたまると、脈絡膜の毛細血管から新生血管が生じると考えられています。

新生血管はもろくて破れやすいため、出血や浮腫《ふしゅ》（むくみ）を起こし、それによって黄斑の機能が障害されます。放置すると視細胞が死滅し、視野が欠けるようになります。滲出型は一般に進行が速く、新生血管の状態しだいで症状が悪化します。新生血管はやがて活動を停止しますが、そのときには網膜組織が破壊され、

知っておきたい

滲出型には特殊型がある

日本人の加齢黄斑変性の多くは滲出型ですが、滲出型には一般的なタイプのほか、「ポリープ状脈絡膜血管症」「網膜血管腫状増殖」という特殊型があります。特殊型とはいっても、日本ではポリープ状脈絡膜血管症がかなり多く、滲出型の3～5割ともいわれます。

滲出型の治療法は、この三つのどのタイプかによって有効性が異なるため、治療選択の際には分けて考えるようになっています（p90）。

視覚障害が残ってしまいます。以前は治療が困難でしたが、近年、効果の高い治療法が登場し、視力の改善も目指せるようになっています。

萎縮型では視細胞が徐々に死滅する

視細胞の下にある網膜色素上皮細胞などが加齢にともなって萎縮するタイプで、黄斑の視細胞が徐々に死滅し、視野が欠けていきます。大半は中心窩《ちゅうしんか》からはずれたところで起こり、10年、20年という年数をかけて広がっていきます。滲出型に比べて進行は遅く、萎縮が中心窩に及ばない限り高度の視力障害には至りません。ただし、萎縮型に対しては、今のところ治療法がありません。

加齢黄斑変性のタイプ

●滲出型

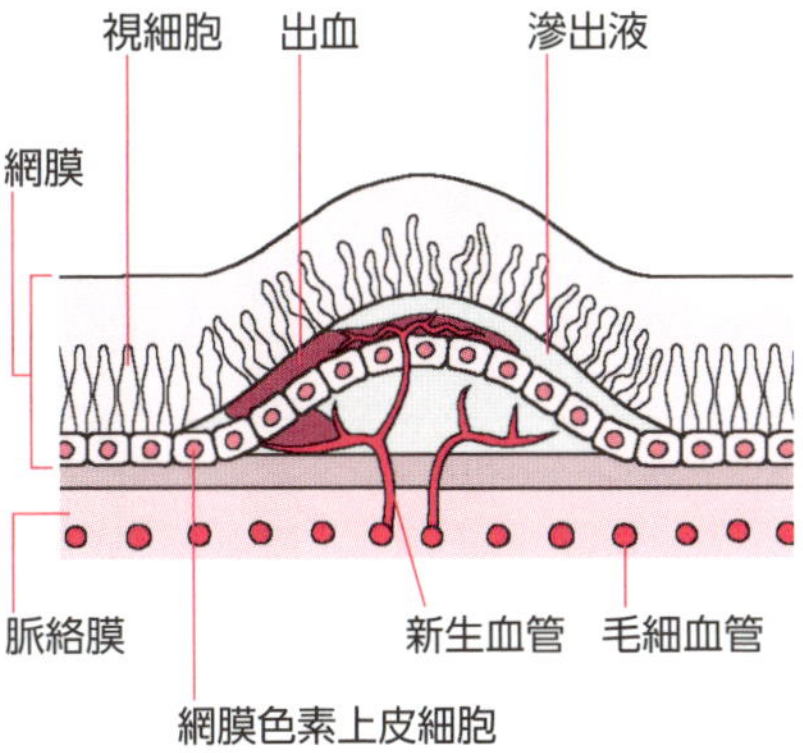

黄斑部の網膜の外側にある脈絡膜の毛細血管から「新生血管」が発生し、網膜のほうへ伸びてくる。新生血管はもろくて破れやすいため、出血したり、血管壁から滲出液（血液中の液体成分）がしみ出してむくんだりする。

●萎縮型

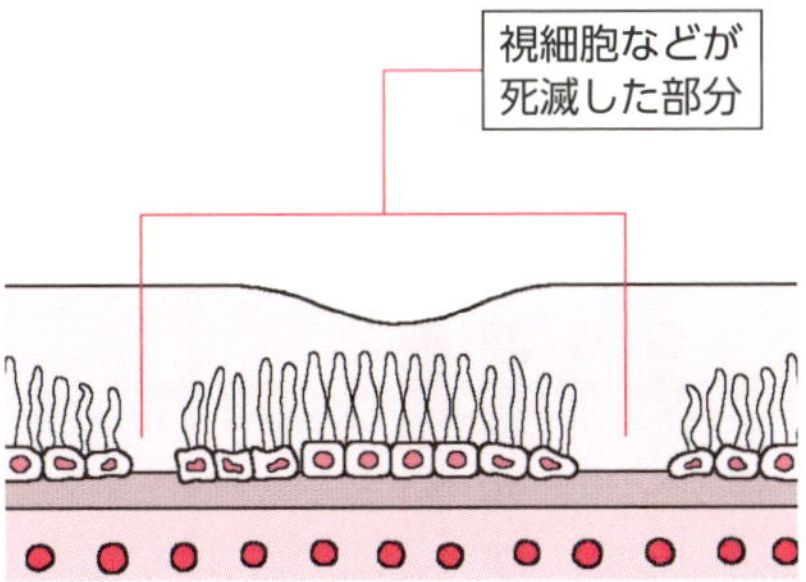

黄斑の視細胞が徐々に死滅していき、視細胞が失われた部分は見えなくなる。中心窩からはずれたところから始まることが多く、非常にゆっくり進行する。

加齢黄斑変性の検査と診断

簡単な視野検査を行い、眼底を詳しく調べる

加齢黄斑《おうはん》変性の診断には、問診や視力などの基本検査をはじめ、次のような検査が行われます。

●アムスラー検査

アムスラーチャートと呼ばれる碁《ご》盤《ばん》の目のような図を使った**視野検査**の一種です。中心の丸い点を片方の目で見て、ぼやけたり黒ずんだり、あるいは格子がゆがんで見えたりしないかをチェックします。**変視《へんし》症**を早期に検出することができます。

●眼底検査

眼科医が網膜《もうまく》の状態を詳しく観察する検査で、新生血管や萎縮《いしゅく》、網膜の剥離《はくり》や出血、むくみの有無などがわかります。記録として眼底《がんてい》カメラで撮った眼底写真を保存することもできます。

ただし、似たような異常が起こるほかの病気があり、通常の眼底検査だけでは診断は確定できません。

●蛍光眼底造影

蛍光色素を含む造影剤を使って眼底の新生血管の広がり具合や萎縮の範囲などを詳しく調べる検査です。造影剤は腕の静脈から注射します。

通常、**フルオレセイン**という造影剤が使われますが、この方法で見え

知っておきたい

問診で聞かれること

- ●どのような症状があるか
- ●経過（いつごろから症状があってどのように変わったか）
- ●喫煙の有無
- ●家族（兄弟など）に加齢黄斑変性になった人がいるか
- ●全身的な病気はあるか
- ●使用中の薬はあるか（「お薬手帳」を持参するなどして具体的に伝える）

るのは主に網膜色素上皮細胞から内側の部分です。その外側の脈絡膜《みゃくらくまく》にある新生血管を調べるには、**インドシアニングリーン**という造影剤を使った検査を追加して行います。いずれも何枚もの眼底写真を撮影したり、動画で連続して撮影したりします。

確定診断のために行われます。

●光干渉断層計《ひかりかんしょうだんそうけい》（OCT）

眼底に赤外線を当て、反射して返ってきた光を解析して、網膜の断面を描出する検査です。最近では、網膜の断面を連続して撮ることにより、網膜や新生血管の状態を立体的に把握できるようになっています。

数分で検査でき、造影剤も使わないため、患者さんに負担がかからず、繰り返し行えるのもメリットです。

●その他

硝子体《しょうしたい》が出血などで濁って眼底がよく見えない場合には**超音波検査**を行います。萎縮型では網膜色素上皮の状態を調べる**眼底自発蛍光検査**を行うこともあります。

加齢黄斑変性の検査

●眼底検査

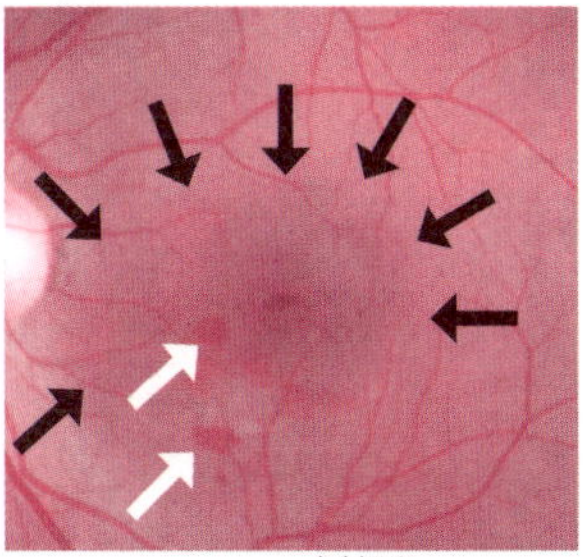

黄斑部を中心に滲出《しんしゅつ》液によるむくみ（黒い矢印）と出血（白い矢印）が見られる。

●蛍光眼底造影

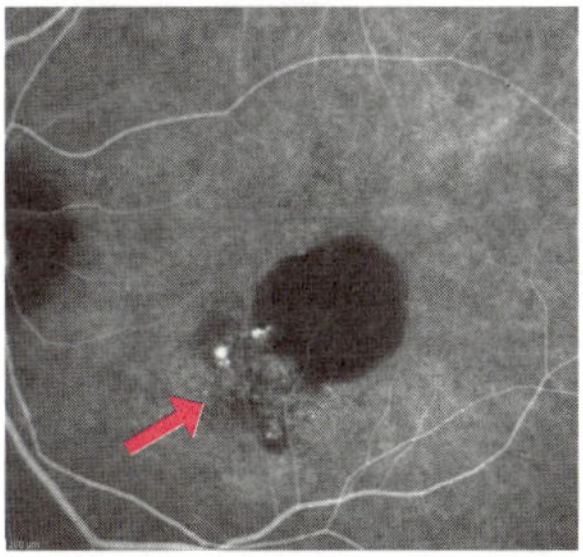

インドシアニングリーンを使って、眼底の網膜を調べた画像。矢印で示した白い部分は異常血管。

アドバイス

50歳を過ぎたら自己チェックを

加齢黄斑変性のチェックは、自分でも行えます。アムスラーチャートを目から30～35㎝ほど離して持って片方の目を手でおおい、中心の黒い点を見て、見え方に異常がないかチェックします。もう片方の目も同様に。ふだん老眼鏡をかけている人は、かけたまま行ってください。

50歳を過ぎたら、自分で定期的にチェックすることが早期発見につながります。

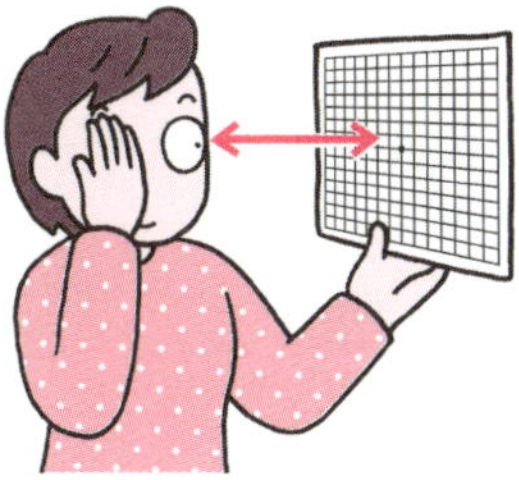

加齢黄斑変性の治療の進め方

黄斑の病変が中心窩にあるかどうかによって治療法が異なる

萎縮型は経過観察、滲出型はすぐに治療開始

加齢黄斑《おうはん》変性の治療は、まず萎《い》縮《しゅく》型か滲出《しんしゅつ》型かによって異なります。萎縮型には今のところ有効な治療法がなく、進行も遅いため、基本的には**経過観察**をしていきます。

一方、滲出型は萎縮型よりも進行が速く、新生血管の成長にともなってさまざまな障害が起きてくるので、診断がついたらすぐに治療を開始します。以後、滲出型の加齢黄斑変性の治療について解説します。

滲出型は新生血管の位置が治療法を決めるポイント

滲出型では、新生血管の位置によって、適する治療法が違ってきます。

新生血管が視機能の最も高い中《ちゅう》心窩《しんか》に及んでいなければ、通常の**レーザー治療**（レーザー光凝固《ひかりぎょうこ》）が行えます。しかし新生血管が中心窩にある場合は、この治療を行うと視力が著しく低下してしまうため、以前はよい治療法がありませんでした。しかし近年、有効性の高い治療法が登場し、治療が大きく変わっています。

ここが聞きたい

Q 萎縮型の場合は、どんな対処法がある？

A 「治療をしない」というと通院の必要を感じにくいかもしれませんが、経過観察は重要です。なかには、新生血管が突然生じて、滲出型に移行するケースもあるので、放置せずに定期的な検査を受けてください。

現在、中心窩に新生血管がある典型的な滲出型では、**抗VEGF薬**（p92）が第一選択とされています。特殊型の場合は、視力に応じて**光線力学療法**（PDT、p98）を優先したり併用したりもします。

光線力学療法は、中心窩に新生血管がある加齢黄斑変性の治療を可能にした画期的な治療法ですが、対象となるのは視力（眼鏡などで矯正《きょうせい》したうえでの最高視力）が0.5程度以下の場合です。ほとんど熱を発生しないとはいえ、中心窩にレーザーを用いるリスクがあり、また、視力がよい人ではかえって低下する例もあるためです。その点、抗VEGF薬は、視力が低下していない人にも使えます。早期に発見すれば、早期治療が可能になっているのです。

加齢黄斑変性の治療の進め方

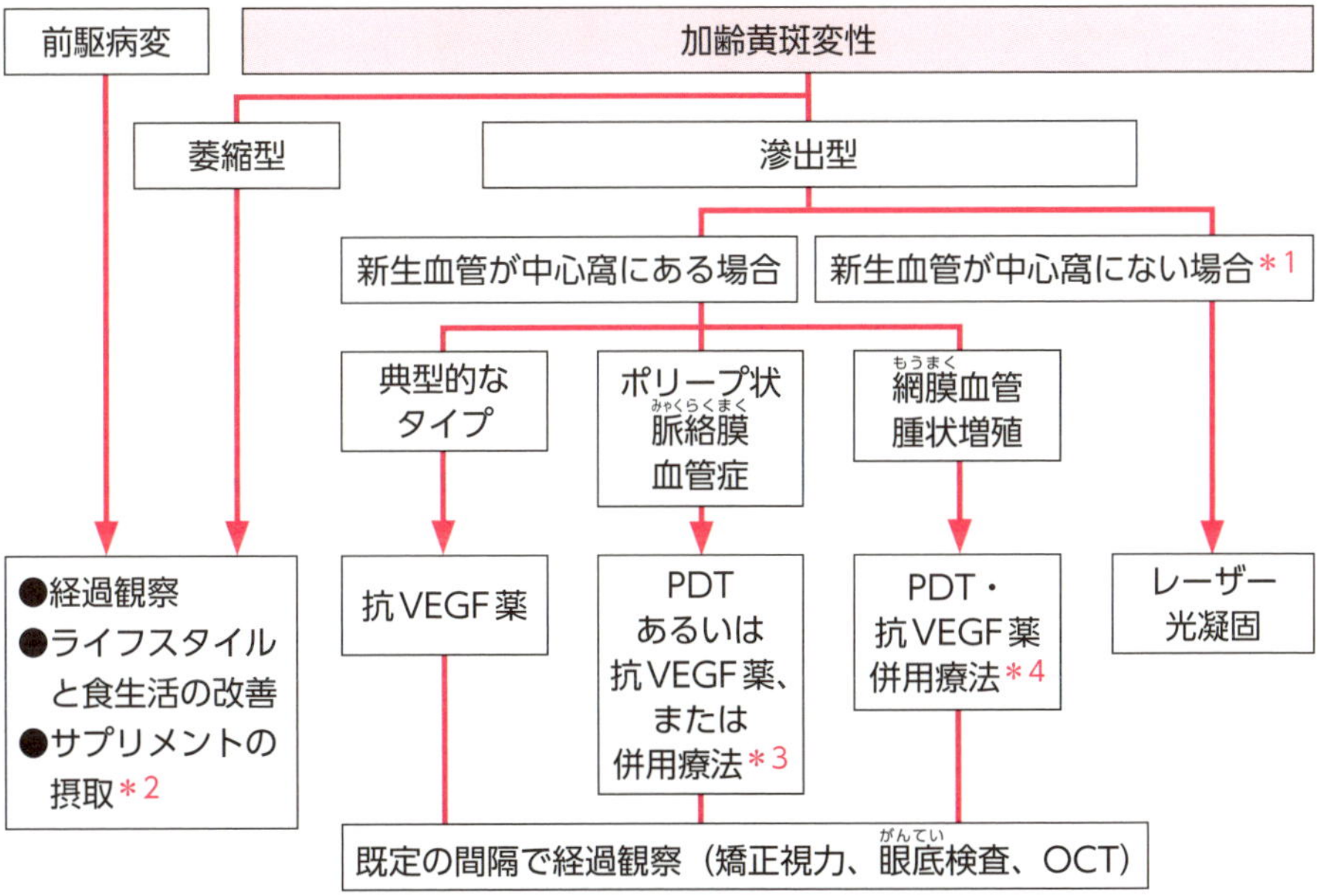

＊1　中心窩の近くの場合は、中心窩にある場合に準じて治療選択をすることもある。
＊2　科学的に効果が確かめられた報告（AREDS）に基づいて行う。
＊3　視力0.5以下の場合はPDT単独療法またはPDT・VEGF薬の併用療法が推奨されている。視力0.6以上では抗VEGF薬単独の治療が考慮される。
＊4　治療回数の少ないPDT・抗VEGF薬の併用療法が主に推奨されている。視力がよい場合は抗VEGF薬単独療法も考慮される。

（日本眼科学会「加齢黄斑変性の治療指針」を基に作成）

薬物療法──抗VEGF療法

この治療法の登場で、加齢黄斑変性の治療は大きく進歩した

薬で新生血管の発育を抑える新しい治療法

滲出《しんしゅつ》型加齢黄斑《おうはん》変性は、**新生血管**という異常な血管が発生して黄斑部を障害するために起こります。

人間の細胞に必要な酸素や栄養素は、全身に張り巡らされた血管を流れる血液によって送り届けられています。ある部分で血液の供給が不足したり需要が増えたり、慢性的に炎症が起こったりすると、そのあたりの細胞は血管の新生を促す物質を産生します。その物質を**血管内皮増殖因子（VEGF）**といい、滲出型加齢黄斑変性を引き起こす新生血管の発生・発育にも、VEGFが働いています。

抗VEGF療法とは、そのVEGFの働きを抑える**抗VEGF薬**を用いる治療法です。

日本では2008年に最初の抗VEGF薬であるペガプタニブ（マクジェン®）が登場し、2009年にラニビズマブ（ルセンティス®）、2012年にアフリベルセプト（アイリーア®）が加わり、現在3種類の薬が使われています。* いずれも眼球内の硝子体《しょうしたい》

ここが聞きたい

Q 抗VEGF療法には健康保険が適用される？

A 加齢黄斑変性で新生血管が黄斑部の中心窩に及んでいる場合には、健康保険の適用対象となっています。ただし、抗VEGF薬は高価で、3割負担でも1回あたり5万円ほどの費用がかかります。

治療を継続すると、かなり経済的負担の大きい治療となることは否めません。

＊抗VEGF薬は、2020年にペガプタニブ（マクジェン®）が販売中止となり、ブロルシズマブ（ベオビュ®）が加わっている。

抗VEGF療法の効果

●治療前

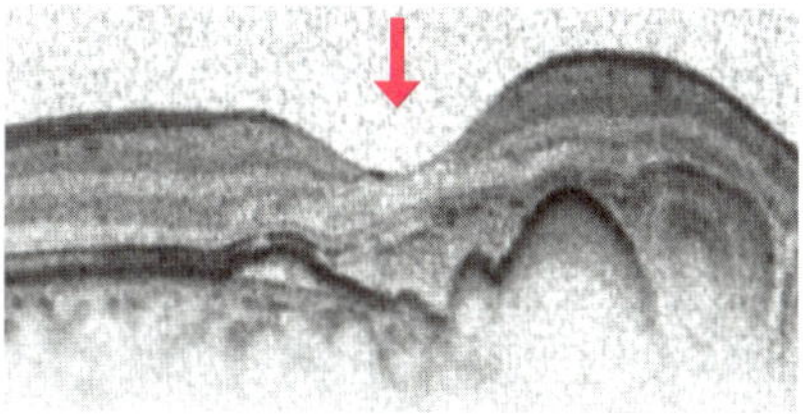

黄斑の中心窩下方の新生血管や滲出物のために黄斑が盛り上がっている。

●治療後

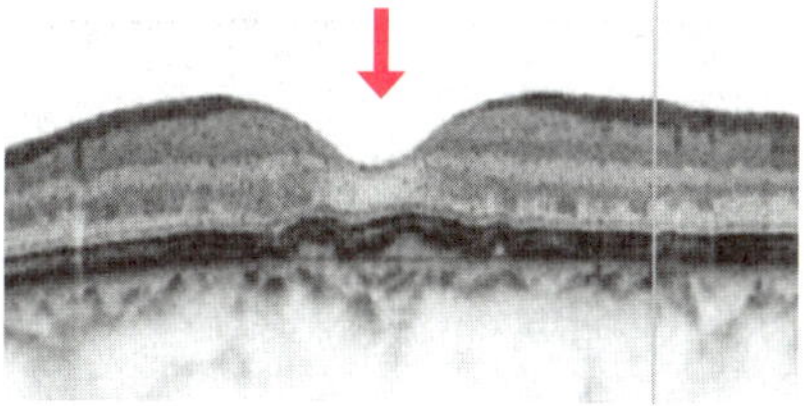

異常な血管がなくなり、中心窩が本来のへこみの形を取り戻している。

に注射する薬です。

抗VEGF薬は、VEGFの働きを抑えることで、新生血管の発生や発育を抑え、徐々に退縮させます。また、新生血管からの水分の滲出を抑える作用もあるので、視野の中心がゆがんだり暗くなったりして見えにくいという症状も軽減されます。

現在、中心窩《ちゅうしんか》に新生血管がある滲出型加齢黄斑変性に対しては、この治療法が第一選択となっています。

薬の種類によって作用の強さや副作用が異なる

ペガプタニブはVEGFのなかでもVEGF-A165のみを抑え、ラニビズマブはVEGF-A165と121を抑えます。アフリベルセプトはVEGF-Aに加え、VEGF-BやPIGF

ここが聞きたい

Q 目に注射をして痛くない？ 何度も注射して大丈夫なの？

A 注射をする前に麻酔をしますし、眼球に刺す注射針はごく細いので、あまり心配いらないと思います。目に注射をすると聞くと、最初は少し怖いかもしれませんが、経験した患者さんは、「チクッとしたくらいで、思ったほど痛くなかった」という人が多いようです。

注射針を何度も刺すことによる傷も心配いりませんが、眼球への注射でいちばん怖いのは、まつげなどについている細菌が眼球内に入って眼内炎《がんないえん》を起こすことです。感染予防のための注意は、毎回しっかり守るようにしてください。

（胎盤増殖因子）の働きも抑えます。

薬の効果としては、アフリベルセプト、ラニビズマブ、ペガプタニブの順で強力で、最初に使われたペガプタニブが視力の維持を目指す薬とされるのに対し、ラニビズマブやアフリベルセプトは視力の改善をも目指せる薬です。

ただし、効果が強力な薬のほうが副作用も強く出るおそれがあります。VEGFなどの働きを広く抑えれば、そのぶん新生血管だけでなく、ほかにも影響してしまうかもしれません。副作用については、ペガプタニブが最も少ないと考えられています。

したがって現在は、患者さんの病状によって薬が使い分けられます。一般には、より効果の高いラニビズマブやアフリベルセプトを使うことが多くなっていますが、その場合も、病状が安定すればペガプタニブに変更することがあります。視力が保たれている早期に治療を始めれば、よりよい視力が得られる可能性が高いので、早期発見・早期治療が大切です。

眼球内の硝子体に薬を注射する

抗VEGF薬は**硝子体《しょうしたい》内注射**で用いられます。白目の部分に針を刺して、硝子体内へ微量の抗VEGF薬を注入します。薬は眼球内にしばらくとどまり、効果が数週間続きます。

この治療には入院の必要はなく、外来で受けられます。当日は、眼球を消毒して点眼麻酔をしたうえで、注射が行われます。その後、医師が

ここが聞きたい

Q 滲出型でも適さない人、受けられない人もいる？

A 抗VEGF療法は中心窩に新生血管がある人が対象になります。病変が中心窩から離れている場合は、レーザー治療（p102）が主になります。

注射後一時的に眼圧が上がるため、緑内障《りょくないしょう》のある人には慎重に用いる必要があります。また脳梗塞や心筋梗塞になったことがある人の場合も、慎重を期します。薬が全身に広がり、梗塞のダメージから回復するのに必要な血管の発生まで抑えたり、発作の再発を招く危険性も否定できないからです。

抗VEGF療法の行い方

抗VEGF薬はいずれも「硝子体内注射」で用いられる。点眼消毒・麻酔後、白目の部分に針を刺して、眼球内の硝子体に注入する。注射の前後各３日間は、感染予防のために１日４回ずつ抗菌薬の点眼を行う。注射の間隔は用いる抗VEGF薬によって異なり、検査で病状をチェックしながら治療を続ける。

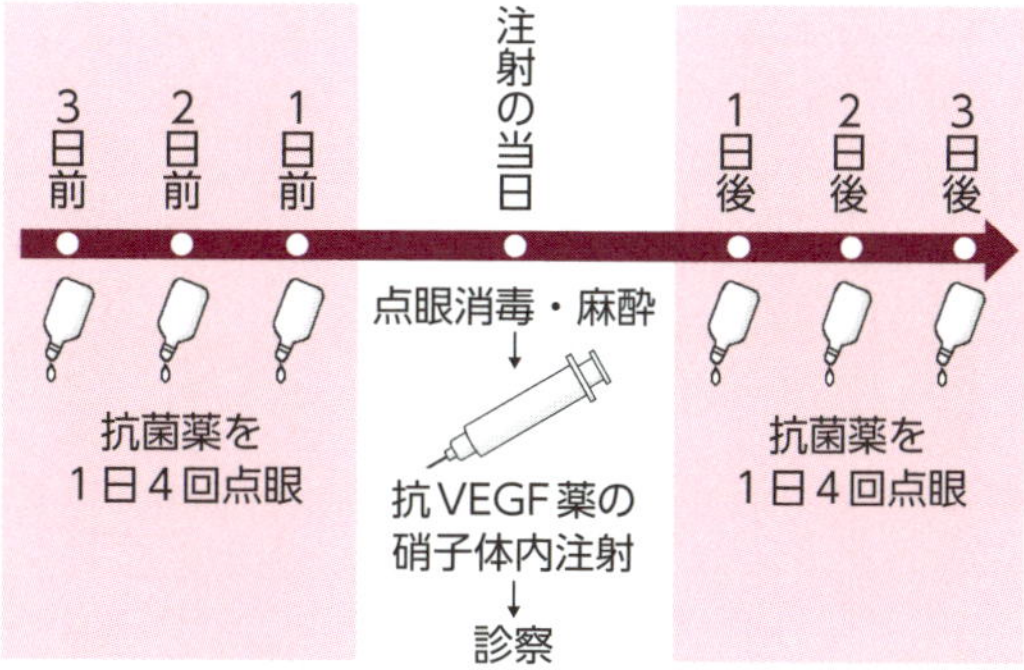

●ラニビズマブ（ルセンティス®）の場合

導入期には、１か月ごとに１回、連続３回注射をする。その後の維持期には、１か月ごとに経過観察をして、新生血管があれば注射をする。

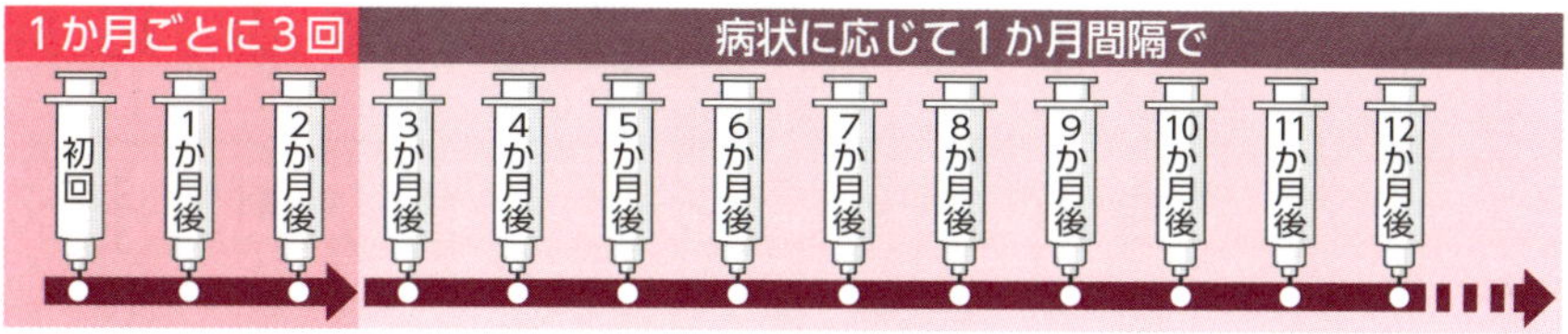

●アフリベルセプト（アイリーア®）の場合

導入期には、１か月ごとに１回、連続３回注射をする。その後の維持期には、通常２か月ごとに１回注射をする。間隔は病状に応じて調節される。

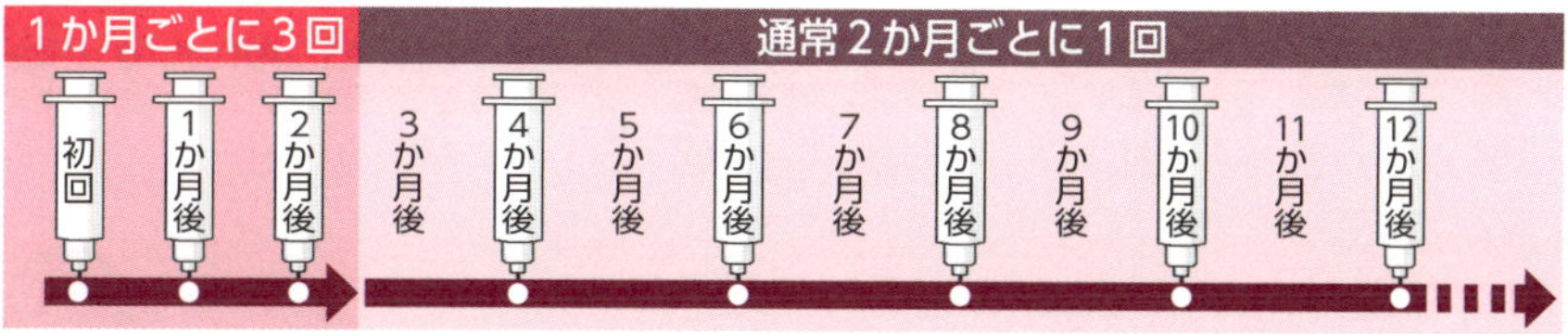

●ペガプタニブ（マクジェン®）の場合

６週間ごとに１回の注射を、検査しながら、新生血管の活動性が止まるまで続ける。その後は経過観察をして、再発が見つかったら治療を再開する。

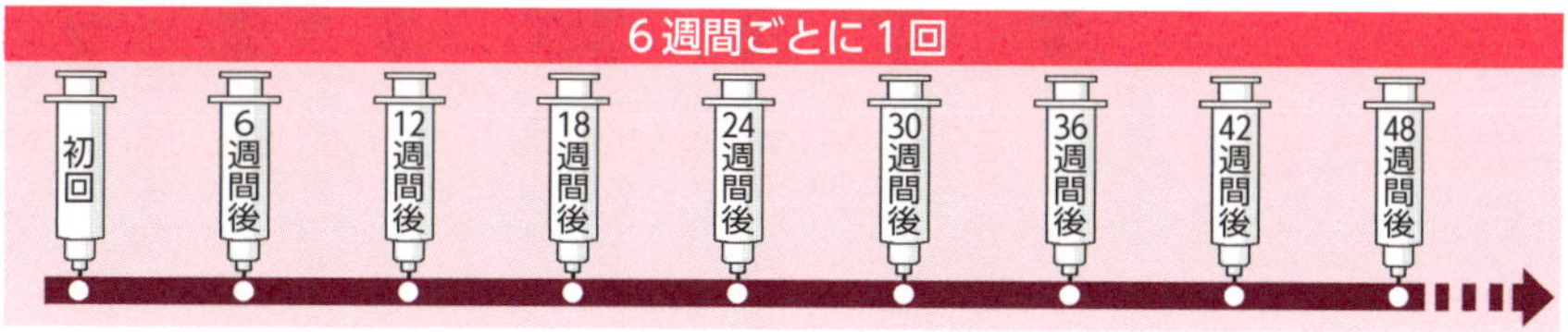

眼底《がんてい》を診察して、問題がなければ帰宅できます。

ただし、治療の前後には、感染予防のために、自分で**抗菌薬**を点眼する必要があります。

●副作用

ごく少量とはいえ眼球内に薬を入れるので、**一時的な眼圧の上昇**が起こります。多少の**目の痛み**や、**物がぼやけて見えること**もありますが、大抵は数時間でおさまります。

ごくまれに、細菌感染から**眼内炎**が起こることがあり、その場合は緊急に治療が必要です。治療後に目がかすんだり、何か違和感を覚えたら、すぐに受診してください。

そのほか、頻度は不明ですが、薬が全身に回って**血管閉塞《へいそく》**が起こりやすくなるおそれもあります。

経過をみながら、必要に応じて注射を繰り返す

1回の注射で新生血管の活動が止まるわけではなく、繰り返し治療が必要です。治療のパターンは薬の種類によって異なります（p95）。

ラニビズマブやアフリベルセプトは、導入期として1か月ごとに連続3回注射し、以後は病状に応じて治療を行います。ラニビズマブは1か月ごとの検査で経過をみて、必要なら注射を打つのが基本です。アフリベルセプトは原則2か月ごとに注射を打ちます。

ペガプタニブの場合は、6週間ごとです。最近は、再発のみられない期間を保つように注射の間隔を調整していく方法も行われています。

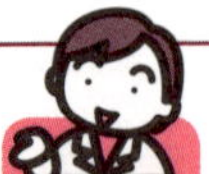

アドバイス

早期に受診して網膜が傷む前に治療を開始する

中心窩に新生血管がある加齢黄斑変性の場合、以前は視力が低下しないうちに行える治療がなかったのですが、抗ＶＥＧＦ薬は視力の低下していない人も使えます。早期治療が可能になったことで、今は早く見つけるほど、よい視力を維持できる人が多くなっています。

中心窩の網膜《もうまく》が傷んでしまってからでは、抗ＶＥＧＦ薬を使っても機能を回復させることはできません。早めに気づいて眼科を受診し、早期のうちに治療を開始することが大切です。

抗 VEGF 療法の効果は？

Q 発症から年数がたっていても、高齢者でも、効果がある？

A 抗VEGF薬は活動している新生血管を抑える薬なので、現在、中心窩に活発に増殖している新生血管があるような場合は、発症からの年数にかかわらず、効果が期待できます。高齢であっても、同様です。

ただし、新生血管の活動を抑えても、視力が上がらない可能性はあります。一度傷んでしまった網膜を治すことはできないからです。すでに網膜の組織が完全に破壊されているような場合には、効果は期待できません。

Q 以前に光線力学療法を受けた人にも効果がある？

A 光線力学療法（PDT）で新生血管が抑えられなかった人に抗VEGF薬を使うことで、あるいはPDTと抗VEGF薬を併用することで、新生血管を抑えられる可能性は高くなっています。

この場合も、抗VEGF薬の効果があるかどうかは、中心窩に活動性の高い新生血管があるかどうかがポイントになります。

Q 薬物療法かPDTか、併用かはどう判断される？

A 抗VEGF薬のラニビズマブとアフリベルセプトは視力を改善する可能性があるのに対し、PDTは基本的に視力の維持を期待して行う治療です。

中心窩に新生血管がある典型的な滲出型加齢黄斑変性であれば、抗VEGF薬が第一選択ですが、ポリープ状脈絡膜《みゃくらくまく》血管症や網膜血管腫状増殖などの特殊型の場合は、視力が0.5以下なら、PDTあるいはPDTと抗VEGF薬の併用が検討されます。

Q 注射はずっと続けることになる？ 効かなくなったりしない？

A 導入期の治療をしたあとは、維持期の治療になります。日本では、定期的に検査をして、活動性のある新生血管があれば治療をし、なければ治療をしないとするやり方が一般的です。導入期のあとも引き続き治療を続け、維持期として2〜3年注射を続けているという人もいます。

治療を続けているうちに、抗VEGF薬が効かなくなる人も出ています。その場合は、薬の変更や休止を検討します。

光線力学療法（ＰＤＴ）

中心窩にある新生血管だけを破壊する治療法

薬と特殊なレーザーを組み合わせて治療する

滲出《しんしゅつ》型の加齢黄斑《おうはん》変性で、新生血管が中心窩《ちゅうしんか》に及んでいる場合には、新生血管の周囲の健康な組織を障害しないように治療を進めることが重要になります。

２００４年から健康保険が適用になった**光線力学療法**（ＰＤＴ）は、光感受性のある注射薬と特殊な波長のレーザーを組み合わせて、新生血管を内側から閉塞《へいそく》させる治療です。治療に使う**ベルテポルフィン**（ビスダイン®）という注射薬は、**光感受性**のある物質で、新生血管に集まりやすい性質があります。この薬を腕の静脈から点滴すると、黄斑部の新生血管にたくさん取り込まれます。

レーザー照射は、点眼麻酔をして特殊なコンタクトレンズを装着したうえで行います。点滴した薬が新生血管に到達したころに、ベルテポルフィンに光化学反応を起こすための専用のレーザーを照射すると、ベルテポルフィンが活性化して、強い毒性のある**活性酸素**が発生します。これによって新生血管の内壁を傷つけ

知っておきたい

光線力学療法（ＰＤＴ）が受けられる施設

光線力学療法は、薬を刺激するだけの非熱レーザーを使うとはいえ、中心窩にレーザーを当てるわけですから、けっして安易に行える治療ではありません。

そこで、治療効果や安全性を確保するために、「眼科ＰＤＴ研究会」では実施する医師の認定を行っています。認定医によってＰＤＴが行われている医療機関のリストは、下記で閲覧できます。

●眼科 PDT 研究会ホームページ　http://www. pdti.jp/

て、血管を詰まらせるのです。

ＰＤＴで用いられるレーザーは、通常のレーザーと異なり、熱をほとんど発生させません。新生血管周辺組織に与えるダメージが少ないため、新生血管が中心窩にある場合にも当てられるのです。

また、ベルテポルフィンは増殖性の高い異常な細胞には多く取り込まれますが、周囲の正常な組織にはほとんど取り込まれないため、周囲の網膜《もうまく》までいっしょに破壊することはほとんどありません。

PDTの対象となる人

- **新生血管が中心窩やその周囲にある**
  新生血管が中心窩から離れている場合は、通常のレーザー光凝《ひかりぎょう》固《こ》(p102)の対象。
- **病変部が小さい**
  レーザーの照射範囲（最大7mm程度）に収まらないと、行えない。
- **視力（矯正した最大視力）が 0.1 ～ 0.5**
  0.6以上の視力がある人では、かえって低下するおそれがある。
- **網膜の機能が残っている**
  視細胞が完全に死滅してからでは、症状の改善は難しい。
- **視神経に近すぎない**
  視神経乳頭《にゅうとう》から200μm以内だと神経に影響が及ぶおそれがある。

治療対象となるのは視力が0.5以下の人

光線力学療法の対象となるのは、中心窩に活動性の高い新生血管があって、視力が0.5以下に低下している人です（ここでいう視力とは、眼鏡などで矯正《きょうせい》したうえでの最高視力）。熱をほとんど発生させないとはいえ、中心窩にレーザーを当てるので、リ

ここが聞きたい

Q PDTと抗VEGF薬の併用療法は、どのように行われる？

A 何か問題があるといけないからと、抗VEGF薬の注射後、数日あけてPDTを行うこともありますが、やり方が特に決まっているわけではありません。同日に二つの治療を行うことも少なくありません。PDT数日後に抗VEGF薬を注射することもあります。

どちらを先にしても効果には差がないようです。

スクは考えなければなりませんし、もともと視力がよい人ではかえって低下する例もあるので、視力が0.6以上の人に対して積極的には行われません。

　また、レーザーの照射範囲は最大で直径7㎜程度という制約があり、一度の治療で何回も照射できないので、新生血管の広がりがはっきり確認でき、レーザーの照射範囲に収まる病変に適するといえます。

　一方、病変が照射範囲に収まらないほど大きい場合には、この治療は行えません。また、進行した糖尿病網膜《もうまく》症（p108）など網膜血管の病気や、薬に対するアレルギーのために受けられない人もいます。網膜の機能がすでに失われてしまっている場合にも、効果は期待できません。

治療直後は強い光を避ける

　ベルテポルフィンはレーザー以外の強い光にも反応するので、治療の直後は強い光を避ける必要があります。そのためこの治療は、承認当初は2泊3日の入院をして行うのが基本でした。今は入院の指定はありませんが、2日間は必ず、計5日くらいは日光に当たらないようにします。

　PDT後は3か月ごとに定期検査をして経過をチェックし、活動性の新生血管があれば、また治療を行います。1回の治療で新生血管が完全に閉塞するケースは少なく、通常、数回の治療が行われます。新生血管の活動性がなくなれば、病気の進行は止まり、視機能は維持できます。

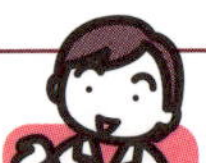

アドバイス

PDTを受けたあとは光過敏症の予防に努める

　PDTの治療を受けた人は、ベルテポルフィンを注射して48時間以内に強い光に当たると、体内に残っている薬が活性化して、「光過敏症」を起こし、皮膚がやけどのようになる危険性があります。いったん光過敏症になると、光に当たると強いかゆみのある皮疹《ひしん》ができるようになったりして、やっかいです。

　光過敏症を防ぐには、治療の直後に日光や白熱灯などの強い光に当たらないことが大切です。特に外来で治療を受ける場合は、帰宅の際、帽子やサングラス、手袋などを使い、夏場でも長そでの服と長ズボンを着用して、光を避けるようにしましょう。

光線力学療法（PDT）の行い方

●ベルテポルフィンを点滴

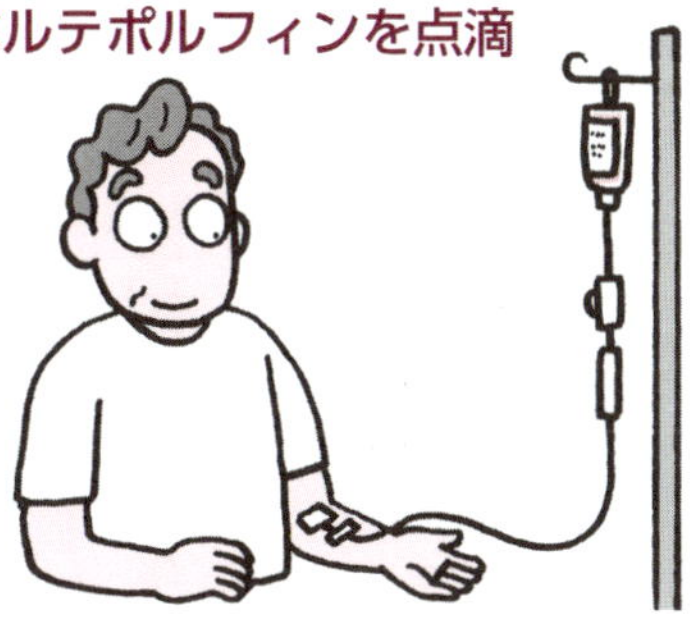

光に対する感受性があり、新生血管に集まりやすい性質をもつベルテポルフィンという薬を、腕の静脈から点滴する。この薬は、増殖性の高い異常な細胞に多く取り込まれ、正常な組織にはほとんど取り込まれない。

●レーザーを照射

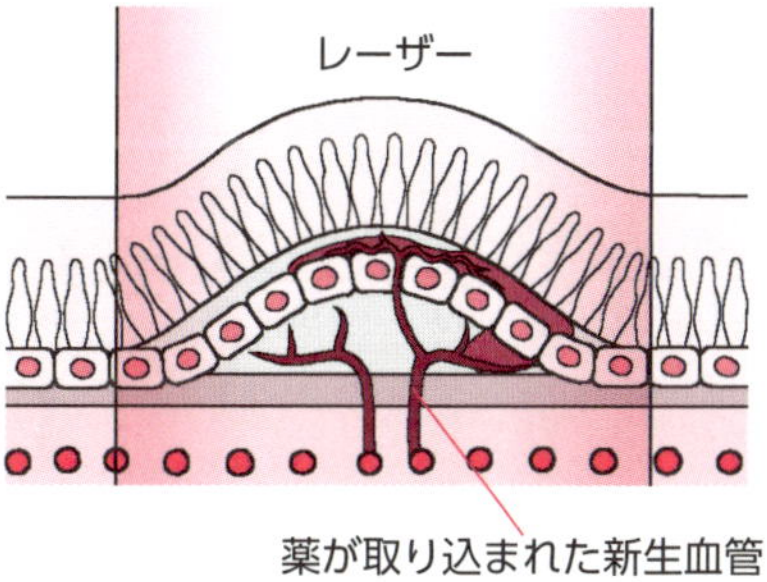

点眼麻酔をして特殊なコンタクトレンズを装着したうえで、薬が中心窩の新生血管に達したころに（点滴開始から約15分後）、新生血管がある部位に特殊な波長のレーザーを照射する。

●治療後

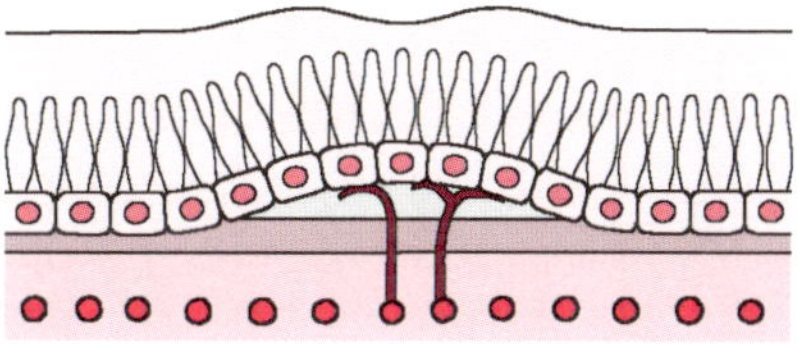

レーザーが当たると、ベルテポルフィンが光化学反応を起こし、活性酸素を発生させる。これが血管壁を障害して血管を閉塞させることで、新生血管が退縮する。視細胞への影響はほとんどない。

ここが聞きたい

Q 加齢黄斑変性を治す手術はないの？

A 新生血管が中心窩にある場合、以前は、新生血管を抜き取る手術（新生血管抜去術）や、網膜をはがして黄斑を移動させる手術（黄斑移動術）が主に行われていました。

しかし、これらは加齢黄斑変性を治すというより、有効な治療法のなかった時代になんとか失明を防ぐことを期待して行われた治療です。

PDTや抗VEGF療法などの有効な治療法が出てきてから、手術はほとんど行われなくなっています。

レーザー治療――レーザー光凝固

滲出型で新生血管が中心窩に及んでいない場合に行われる

強力なレーザーで新生血管を焼きつぶす

加齢黄斑《おうはん》変性の滲出《しんしゅつ》型で、新生血管の位置が中心窩《ちゅうしんか》から離れている場合には、強いレーザー光線を新生血管に当てて焼きつぶす**レーザー光《ひかり》凝固《ぎょうこ》**が行われます。

点眼麻酔をして、治療用の特殊なコンタクトレンズを装着し、あらかじめ確認された新生血管に狙いを定めて、レーザーを照射します。

この治療で新生血管がなくなれば、出血や滲出液がなくなるので、病状の進行が止まり、その時点の視機能を保つことができます。なかには、新生血管からしみ出た水分や出血が吸収されることで、視力が少し回復する人もいます。

レーザー治療には数十分程度かかりますが、入院せずに日帰りで受けることができます。抗VEGF療法や光線力学療法（PDT）と違って、1回で治療が終了します。

ただし、血管を焼きつぶすほど強力なレーザーを網膜《もうまく》に当てるため、新生血管ばかりでなく、周囲の正常な組織も破壊されてしまいます。こ

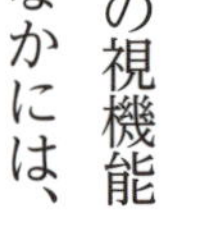

新生血管の位置と治療法

レーザー光凝固の対象となるのは、レーザーを当てる新生血管が、中心窩から離れている（少なくとも300μm以上）場合です。自覚症状でいえば、視野の中心の少し横に、黒っぽいところや見えにくいところがあるといった状態です。黒っぽいところはまん中を含むこともあります。

新生血管がレーザー光凝固が難しい中心窩に近い場合は、中心窩にある場合に準じて、抗VEGF療法や光線力学療法などが選択されることもあります。

レーザー光凝固とは

●治療中

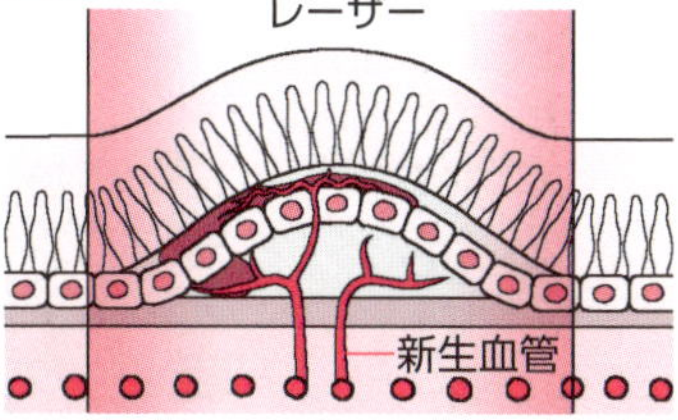

点眼麻酔をして、特殊なコンタクトレンズを装着したうえで、新生血管がある部位に狙いを定めて、レーザーを照射する。

●治療後

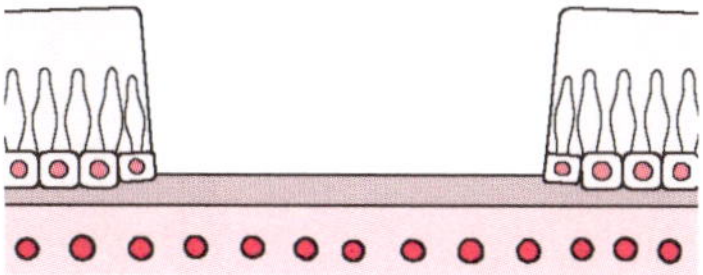

レーザーを当てた部分の新生血管はなくなるため、病状の進行は止まるが、周囲の網膜組織もいっしょに破壊されるため、この部分の視野が欠ける。

のため、この治療は新生血管の位置が中心窩から離れていないと行えません。

治療後は視野の一部に「暗点」が生じる

レーザー治療による凝固部は、光を全く感知できない**絶対暗点**になります。視野の中心部のすぐ横に、常に何も見えない部分が生じることになりますが、中心窩が保たれていれば、見ようとするものを見ることはできます。これは、治療を受けたすべての患者さんに起こってしまう現象ですが、いちばん大切な中心窩を守るためには避けられません。

また、ほかの部分に新生血管ができて再発することがあるので、治療後もチェックは必要です。

ここが聞きたい

Q iPS細胞による加齢黄斑変性の治療が始まるというのは本当？

A 臨床試験が始まったのは本当です。加齢黄斑変性では網膜色素上皮細胞の老化が病気を起こす要因となるため、iPS細胞でつくった網膜色素上皮細胞を移植しようという試みです。

傷んだ組織を正常組織に替えられれば、進行した患者さんや萎縮《いしゅく》型にも、視力改善の可能性が生まれると考えられ、今後の成果が期待されています。

ただ、今はまだ安全性が検討されている段階で、対象とされたのは視力が0.3未満で活動性の新生血管があり、ほかの治療で効果がなかった人です。治療法として確立するまでには、まだしばらくかかるでしょう。

ｉＰＳ細胞による治療に関しては、2021年より対象を広げた臨床試験が始まっている。

加齢黄斑変性がある人の日常生活のポイント

治療とあわせて行うセルフケア

定期的な検査で再発をチェック

加齢黄斑《おうはん》変性の治療はいずれも、病気をなくしたり、もう進行しなくなるようにできるものではありません。治療後も、定期的に通院して、再発のチェックを続けることが大切です。

自分でもアムスラーチャート（p154）などを用意し、見え方に異常がないかチェックを続けることが、早期発見に役立ちます。何か異常に気づいた場合は、すぐに受診しましょう。

危険因子を減らして進行を防ぐ

加齢黄斑変性には体質も関係すると考えられていますが、一方で「目の生活習慣病」ともいわれ、危険因子のなかには、生活習慣の改善によって避けられるものもあります。

病気の進行を抑え、もう一方の目の発症を予防するためにも、危険因子をできるだけ減らしましょう。

▼喫煙者は禁煙する……たばこが加齢黄斑変性の危険因子であることは、多くの研究で確認されています。

アドバイス

視力を守るためには早めの対処を

加齢黄斑変性から視力を守るカギは何より早期発見です。進行の早い滲出《しんしゅつ》型でも、今は、小さな新生血管を早期に見つければ、効果的な治療が行えます。一度治療した人も、再発の早期発見が大切です。

また、加齢黄斑変性の前段階の病変（前駆病変）とされる「ドルーゼン」があるような人では、日常生活での注意に加え、発症予防に役立つとされるサプリメントの活用も勧められます。

たばこを吸っている人はまず禁煙しましょう。

▼日光から目を守る……太陽光線、特に青や紫の光が目に入ると、黄斑部の視細胞が障害されます。外出時は、帽子をかぶったりサングラスをかけたりして日光を遮り、目に入らないようにしましょう。

▼食生活に気をつける……亜鉛や、緑黄色野菜などに多く含まれるビタミンA・C・E、ほうれんそうやケールに含まれるルテイン、魚などに多く含まれるオメガ3脂肪酸（DHA、EPAなど）といった抗酸化作用をもつ成分には、加齢黄斑変性の発症を抑える働きがあると考えられています。欧米では、これらのサプリメントが加齢黄斑変性に有効との研究結果もあります。

日常生活での予防対策

●禁煙する

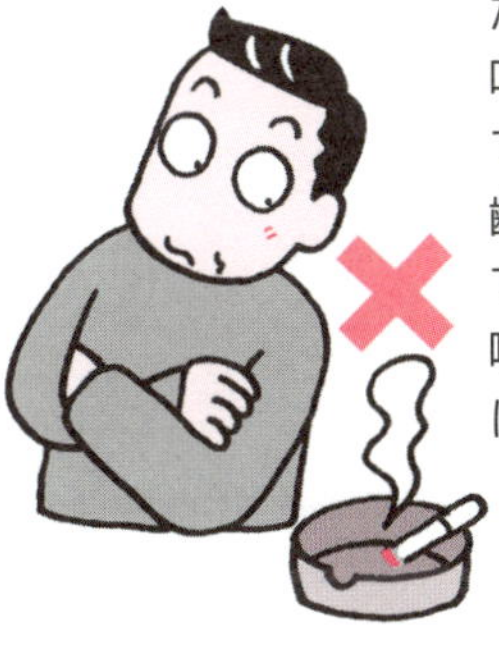

たばこを吸う人は吸わない人に比べて、3～4倍も加齢黄斑変性を発症する危険性が高い。喫煙者はまず禁煙に努めよう。

●日光から目を守る

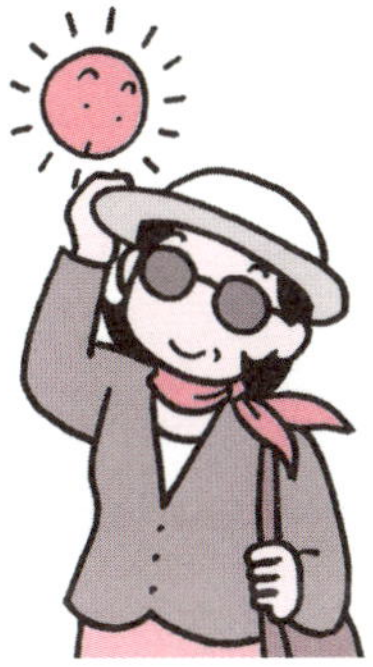

ツバつきの帽子やサングラスなどで日光が目に入らないようにする。サングラスは、目の奥まで届きやすい紫外線と青色光をカットするタイプを選ぶ。

●食生活に気をつける

加齢黄斑変性の予防に役立つとされる栄養素を積極的にとる。

- 亜鉛……カキなどに多く含まれる
- ビタミンA・C・E……にんじん、ブロッコリー、モロヘイヤなど、緑黄色野菜に多く含まれる
- ルテイン……ほうれんそう、ケールなどに多く含まれる
- オメガ3脂肪酸（DHA、EPAなど）……青魚などに多く含まれる

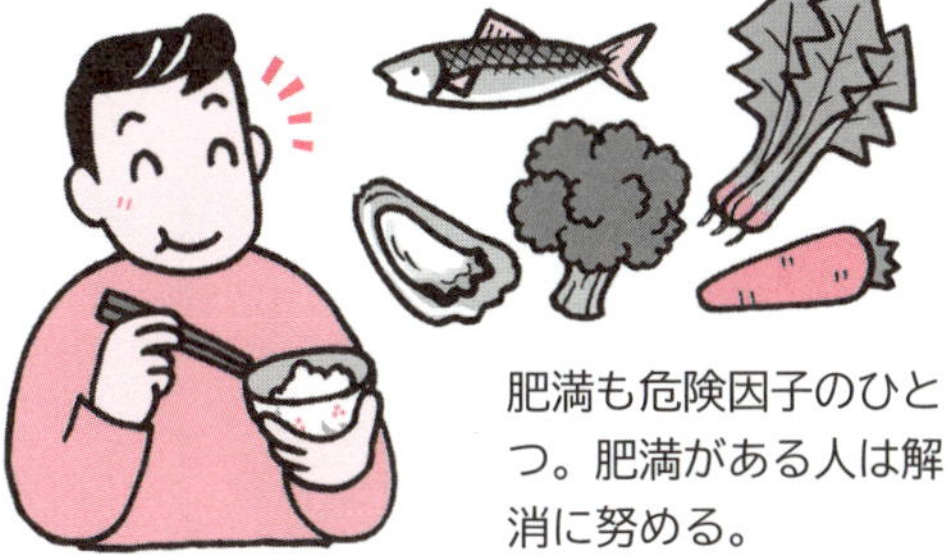

肥満も危険因子のひとつ。肥満がある人は解消に努める。

視神経の病気

突然視力が低下する 視神経炎・視神経症

　私たちは、目に入った光が網膜《もうまく》に像を結び、その情報が脳へ伝えられて初めて〝物を見る〟ことができます。網膜から脳へ情報を伝達するのが視神経で、何らかの原因で障害されると、物を見る働きも損なわれてしまいます。

　視神経が障害される代表的な病気が「視神経炎・視神経症」です。視神経の炎症によるのが「視神経炎」、炎症以外によるのが「視神経症」ですが、鑑別のつきにくいことも多く、しばしば両者をあわせて「視神経炎（症）」と呼ばれます。

　炎症の原因には、慢性副鼻腔炎《ふくびくうえん》や多発性硬化症もありますが、不明の場合が少なくありません。非炎症性のものでは、視神経に酸素や栄養を供給する血管が詰まって起こる「虚血性《きょけつ》視神経症」が中高年に多く、高血圧や糖尿病などの全身病がある人にみられます。そのほか、腫瘍《しゅよう》などによる視神経の圧迫、薬物中毒、バセドウ病、遺伝が原因のものもあります。

　視神経炎・視神経症では、急激に視力が低下し、視野のまん中の見ようとするものが見えにくくなる「中心暗点」が起こります。

　治療はそれぞれの原因に応じて行うことになりますが、視神経炎の急性期には強い炎症を鎮める目的でステロイド薬が用いられることがあります。

乳頭浮腫は 脳の病気のサイン

　眼球から視神経が出ていく部分（視神経乳頭《にゅうとう》）が、むくんではれ上がった状態が「乳頭浮腫《ふしゅ》」です。視神経炎の一種の「乳頭炎」と似た状態ですが、乳頭浮腫は頭蓋内圧の亢進《こうしん》によって起こります。背後には、脳腫瘍や髄膜炎、くも膜下出血などの脳の病気が疑われます。乳頭浮腫が見つかったら、ただちに脳神経外科や神経内科での検査や治療が必要です。

第5章

中高年になると増えるその他の病気

糖尿病の人に起こる「糖尿病網膜《もうまく》症」、加齢によって硝子体《しょうしたい》が萎縮《いしゅく》して網膜が裂けたりはがれたりする「網膜裂孔《れっこう》・網膜剥離《はくり》」、動脈硬化などが関係する「網膜静脈閉塞《へいそく》症」、働き盛りのストレス病といわれる「中心性漿液《しょうえき》性脈絡網膜《みゃくらくもうまく》症」、目を酷使する現代人に増えている「ドライアイ」など、中高年に多くみられる目の病気について解説します。

監修：湯澤美都子

糖尿病網膜症

糖尿病の三大合併症のひとつ

糖尿病の合併症で、視覚障害の原因になりやすい

糖尿病網膜《もうまく》症は、糖尿病によって目の網膜が障害される病気です。神経障害、腎《じん》症とともに糖尿病の三大合併症といわれています。

糖尿病は、血液中のブドウ糖（血糖）の濃度が慢性的に高くなる病気です。糖尿病があると、血管がもろく詰まりやすくなって、全身にさまざまな血管障害が起こりやすくなります。なかでも影響を受けやすいのが毛細血管です。

目に入ってきた光が像を結ぶ網膜は、光や色を感じる神経細胞が並び、無数の毛細血管が網の目のように張り巡らされています。血糖値が高い状態が続くと、その血管が少しずつ傷んで、網膜症を引き起こします。

糖尿病網膜症は、一般に、糖尿病の発症から数年～十数年たってから起こるといわれ、ゆっくり進行します。しかし、症状は徐々に現れるわけではなく、多くの場合、ある日突然、急激な視力低下が起こります。それまでは自覚症状がほとんどないため気づきにくいのですが、放置す

視覚障害の原因疾患

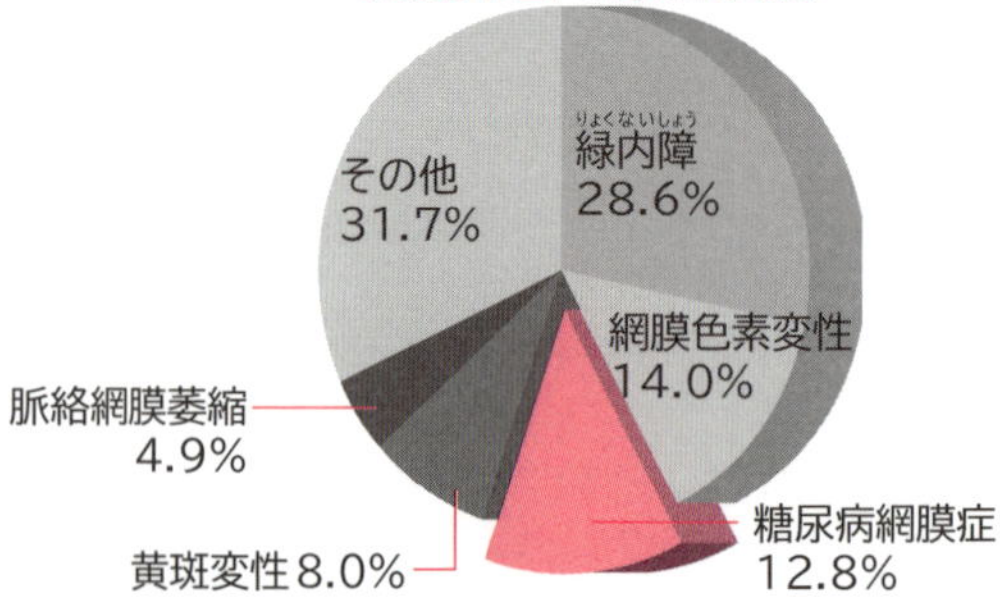

糖尿病網膜症のために社会生活に支障をきたして障害認定を受ける人は、視覚障害者の原因別で3番目に多い。

（厚生労働省研究班）

ると突然失明することもあり、中途失明の大きな原因となっています。早めの対処が大切です。

単純網膜症、前増殖網膜症、増殖網膜症と進行していく

糖尿病網膜症は、進行の程度により、次の三つに分けられます。

●初期：単純網膜症

網膜の毛細血管が少しずつ障害されて血管壁が弱くなり、小さなこぶ（**毛細血管瘤《りゅう》**）ができたり、小さな出血（**点状出血、斑《はん》状出血**）を起こしたりします。また、血液中のたんぱく質や脂肪が網膜に沈着して、境界のはっきりした白いしみ（**硬性白《はく》斑《はん》**）ができることもあります。

こうした病変が生じても症状はないので、眼底《がんてい》検査を受けていなければ見つかりません。

●中期：前増殖網膜症

毛細血管が詰まり始め、血液が行き届かないところが出てきます。すると、血流が途絶えたところに、

糖尿病網膜症の眼底

●単純網膜症

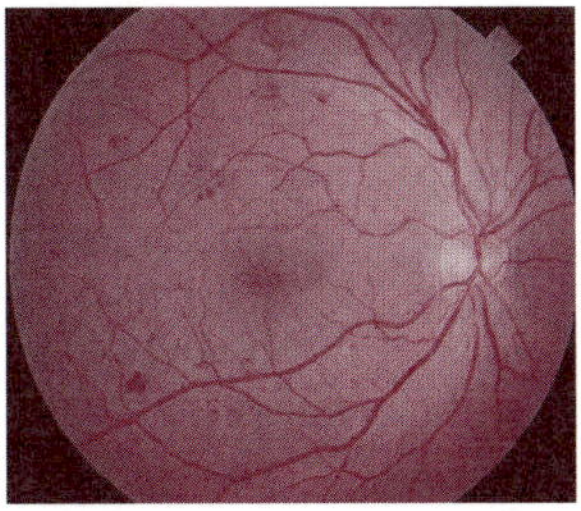

点々と赤く、小さな出血や毛細血管瘤が見られるが、視力には影響がない。

●前増殖網膜症

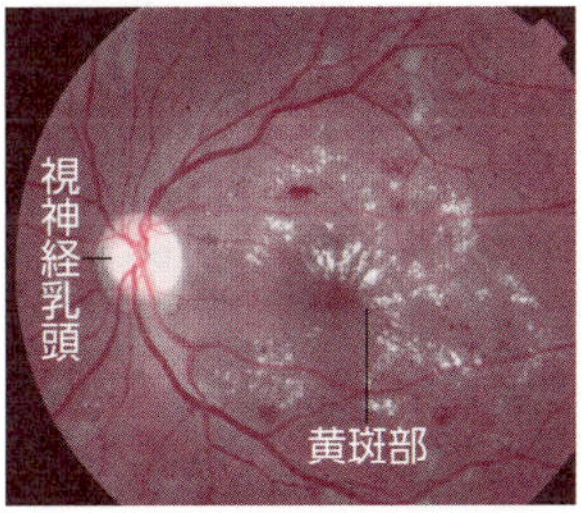

出血や白いしみに加え、むくみが生じている。写真は黄斑《おうはん》部に及んだ例で、視力にも影響が現れる。

●増殖網膜症

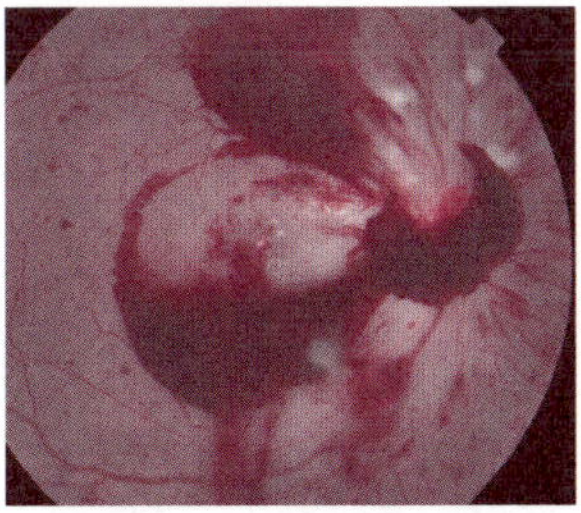

新生血管から多量の出血が起きた例。こうなると、急激な視力低下が起こる。

境界のぼやけた白いしみ（**軟性白斑**）ができます。

●後期：増殖網膜症

　毛細血管が詰まって血流が途絶えると、酸欠状態に陥った網膜は、新たな血管を生やして補おうとします。これが**新生血管**です。前増殖網膜症のころからつくる準備が始まりますが、この段階になると、網膜の表面から出た新生血管は、水晶体《すいしょうたい》との間を満たしているゼリー状の硝子体《しょうしたい》にまで伸びてきます。

　新生血管はもろくて破れやすいため容易に出血を起こし、その出血は硝子体に広がります（**硝子体出血**）。そうなると、視野の一部に黒い影が見える**飛蚊《ひぶん》症**が現れたり、出血量が多いと、光が遮られて網膜に届かなくなり、**突然視力が低下**します。

　さらに、網膜にかさぶたのような増殖膜ができ、それが網膜を引っ張って**牽引《けんいん》性網膜剝離《はくり》**を起こすこともあります。網膜剝離が起これば、失明の危険性もあります。新生血管は虹彩《こうさい》や隅角《ぐうかく》にも生じます。隅角に生じたものは緑内障《りょくないしょう》（**血管新生緑内障**）を起こします。

●糖尿病黄斑症

　糖尿病網膜症の進行とは別に、黄斑に起こる糖尿病による変化は**糖尿病黄斑症**といいます。黄斑症のうち最も頻度が高いのは、毛細血管からしみ出した水分が網膜にたまってできるむくみ（**浮腫《ふしゅ》**）です。物を見るのに最も重要な黄斑部にむくみ（**黄斑浮腫**）が起こると視力低下が現れます。黄斑浮腫は単純網膜症の時期にも起こりえます。

知っておきたい

網膜症がある人は黄斑症も起こりやすい

　眼底の中心の黄斑が障害されて視力が低下する病気を「黄斑症」といいます。加齢や高度近視、遺伝的素因など、さまざまな原因で起こりますが、糖尿病もその大きな原因となっています。糖尿病による黄斑症は、主に網膜の血管障害の影響による黄斑のむくみ（黄斑浮腫）です。網膜症が進行するほど黄斑浮腫も多くなり、網膜症の治療で行ったレーザー光凝固《ひかりぎょうこ》がきっかけで黄斑浮腫が起こることもあります。

　網膜症だけなら硝子体出血などを起こすまで症状がありませんが、黄斑浮腫を合併すると、網膜症の進行度とは関係なく視力低下が起こります。

診断は眼底検査で網膜の状態を調べる

糖尿病網膜症の診断には、**眼底検査**が重要です。網膜の出血やむくみ、白斑なども見つかります。糖尿病と診断されたら、定期的に眼科を受診して眼底検査を受け、チェックしていくことが大切です。

網膜症がある程度進行していれば、造影剤を使った**蛍光眼底造影**を行って網膜の血流が途絶えた部位を確認し、新生血管の有無を調べます。また、**光《ひかり》干渉《かんしょう》断層計**（OCT）は網膜の断層画像が得られ、黄斑部、特に黄斑浮腫を詳しく調べるのに有用です。経過観察にもよく行われます。

病期ごとの主な治療法

	単純網膜症	前増殖網膜症	増殖網膜症
血糖コントロール	○	○	○
レーザー治療	—	○	○
硝子体手術	—	—	○

黄斑浮腫を合併する場合には、眼球内注射による薬物療法などを行うこともある。

治療は進行度に応じてレーザー治療や手術を行う

糖尿病網膜症の治療の基本となるのは、原因となっている糖尿病の治療である**血糖コントロール**です。食事療法と運動療法を基本に、それだけで十分にコントロールできなければ、血糖降下薬やインスリン注射などの薬物療法を加えます。

網膜症の病期別にみた黄斑浮腫の頻度

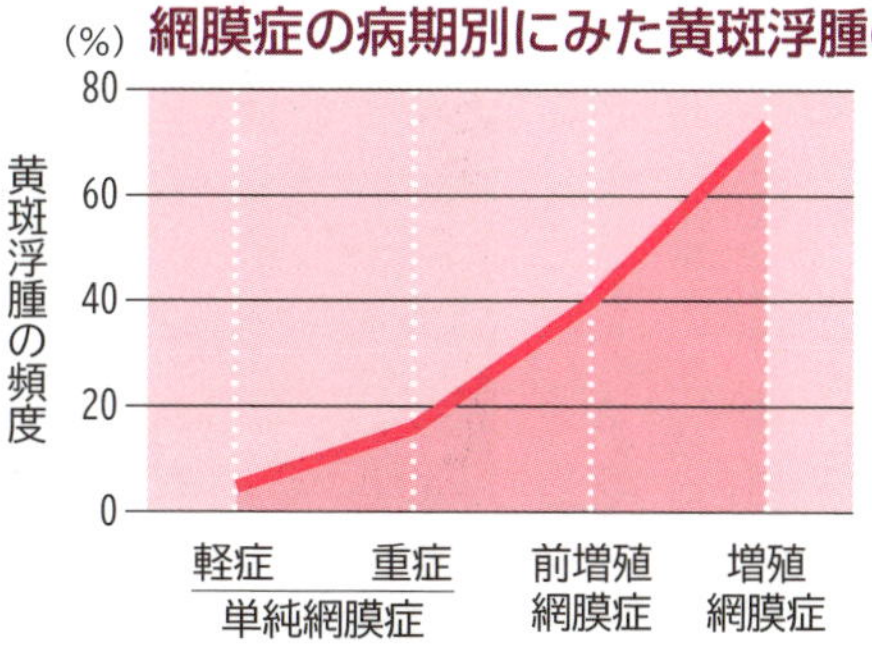

網膜症が進行した人ほど、黄斑浮腫の合併も多くなり、増殖網膜症の人では約7割にのぼる。

単純網膜症の段階なら、こうした内科的な治療だけで進行を抑えられることもあります。血糖コントロールが悪いほど網膜症も進行しやすいので、どの段階にある人も継続して取り組むことが大切です。

糖尿病網膜症に対する眼科的な治療法としては、レーザー治療、硝子体手術、薬物療法などがあり、進行度に応じて、選択されます。

●レーザー治療

糖尿病網膜症に対する治療の中心となっているのが**レーザー光凝固**で、レーザーを瞳孔《どうこう》から網膜に照射して焼き固めます。網膜の酸素の需要を減らして酸素不足を解消し、新生血管の発生を予防したり、すでに生じた新生血管をつぶしたりすることを目的に行われます。

前増殖網膜症と増殖網膜症に行われ、血流が途絶えている範囲に応じて、網膜の一部分に行う場合（選択的網膜光凝固）と、黄斑部以外の網膜全体に行う場合（汎網膜光凝固）があります。

治療は、点眼麻酔で、外来で行うことができます。通常、1回の治療で照射するのは400発程度までです。汎網膜光凝固には1500～2000発の照射が必要なので、4～5回に分けて行われます。*

レーザー治療は、基本的には、正常な網膜の一部を犠牲にして、網膜症の悪化を防ぐための治療です。なかには浮腫の原因となっている場所を焼き固めることで症状が改善する例もありますが、通常、視力は変わらないか、むしろ低下します。汎網

＊最近開発された「パターンスキャンレーザー」の場合は、1か所の凝固に必要な照射時間が短縮されて、1回の治療で多数の照射が可能になり、2回程度で治療が終わります。1か所の照射時間が短いことで痛みも少なくてすみます。

レーザー光凝固

●治療前の眼底　●治療後の眼底

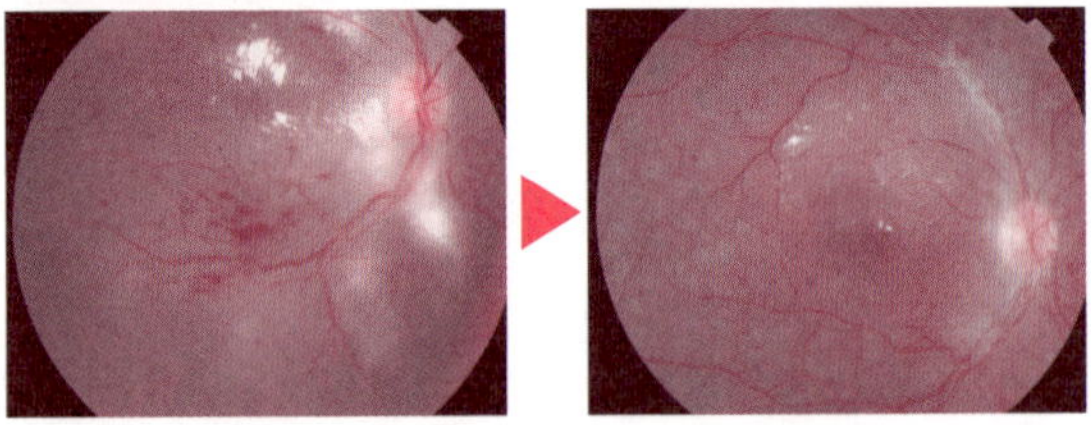

治療前にみられた出血やむくみなどが吸収されている。治療後の眼底に点々と残るのが凝固したあと。

硝子体手術

●出血の吸引

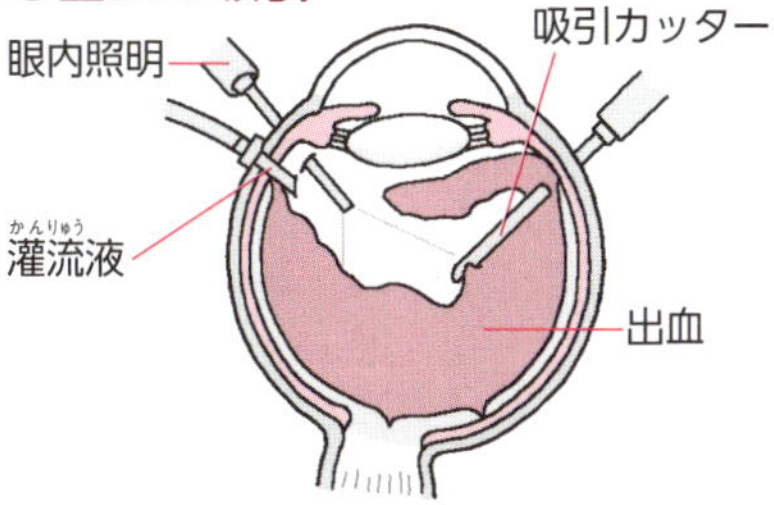

灌流液を流し込んで眼圧を保ちながら、吸引カッターで硝子体と出血を吸い取る。

●増殖膜の切除

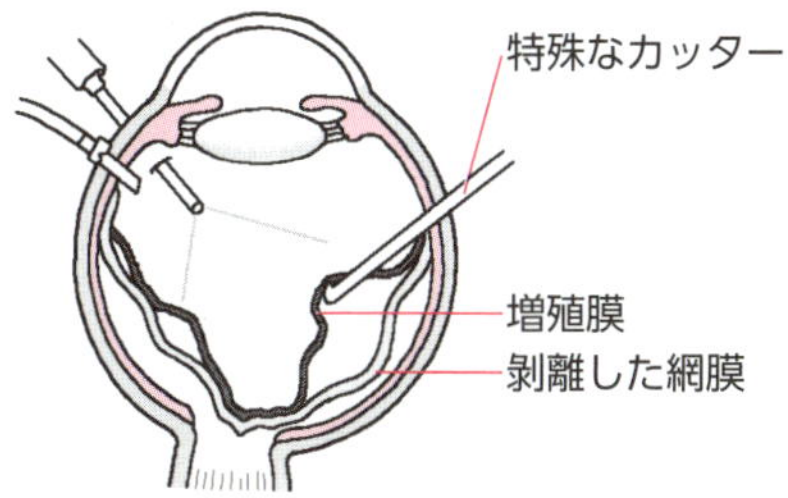

灌流液を流しながら増殖膜を切除して吸引し、剥離した網膜を元の場所に戻す。

膜光凝固では合併症で黄斑浮腫が起こることもあります。しかし、失明を防ぐために大切な治療なのです。

●硝子体手術

レーザー治療で網膜症の進行を防げなかった場合や、網膜症が進行して多量の硝子体出血や牽引性網膜剥離が起こっている場合には、硝子体手術の対象となります。

眼球に三つの孔《あな》をあけて手術器具を挿入し、顕微鏡で見ながら、出血や増殖膜を取り除いたり、剥離した網膜を元に戻したりします（上図）。あわせて、レーザーで網膜を凝固したり網膜を焼きつけたりもします。

切開する大きさは以前は約1㎜でしたが、近年は0.5㎜ほどの極小切開手術も行われるようになり、その場合、縫合は不要です。手術は、局所

ここが聞きたい

Q 手術で硝子体を取ってしまっても見え方は変わらない？

A 硝子体出血を起こすと、本来透明な硝子体が濁って光を遮るために見えにくくなります。手術では、その濁った硝子体を取り除いて、きれいな人工の液体に入れ替えるので、再び光が網膜に届くようになって、元のように見えるようになります。

ただし、どこまで視力が回復するかは、眼底の網膜の状態によります。硝子体出血や網膜剥離を起こしてから時間がたつと、回復しにくくなります。

硝子体手術は以前、視力回復の望みをかけた最後の手段として行われることが多かったのですが、安全性が向上し、今は視力が大きく低下する前に予防的に行うことが増えています。

麻酔で行われ、術後の経過が順調なら、入院期間は1週間程度です。

●薬物療法

単純網膜症に血管強化薬や循環改善薬などが使われることもありますが、効果はあまり期待できません。

最近、期待されているのが、主に加齢黄斑変性に使われてきた抗ＶＥＧＦ薬（ｐ92）などの眼球内注射です。糖尿病黄斑浮腫には、２０１２年にステロイド薬のトリアムシノロンの硝子体注射薬*が使えるようになり、２０１４年から抗ＶＥＧＦ薬の適応も拡大されました。

抗ＶＥＧＦ薬には、血管から水分がしみ出すのを抑える作用があり、出所がはっきりせずレーザー治療を行いにくい浮腫にも、効果が期待できます。また、網膜新生血管や血管新生緑内障にも抗ＶＥＧＦ薬のベバシズマブ（アバスチン®）が用いられ、良好な効果が得られています。以前は硝子体手術しかなかったようなケースでも、まず抗ＶＥＧＦ薬を試みることが増えています。

血糖コントロールに努め、定期的に眼科で検査

糖尿病網膜症を悪化させないためには、おおもとにある糖尿病のコントロールが欠かせません。高血圧や脂質異常症もある人は、あわせてしっかり治療しましょう。

網膜症が起きても、早めに発見できれば治療の選択肢も増え、視力障害を防げるケースが増えています。症状がなくても、眼科での定期検査を欠かさずに続けてください。

糖尿病のある人は、眼科での精密な眼底検査を

糖尿病網膜症は自覚症状がないままに進行しますが、検査を受ければ早期発見が可能です。「健康診断で眼底検査を受けているから大丈夫」と思っている人がよくいますが、一般の生活習慣病健診で行われている眼底検査では、網膜の一部しかみていません。糖尿病のある人は、眼科医による精密な眼底検査を定期的に受けてください。

目安は、網膜症のない人で1年に1回、眼底出血がみられた人では3～6か月に1回、新生血管が見つかった人やレーザー治療を受けた人では1～2か月に1回程度です。かかりつけの眼科医の指示を守ってください。

*2017年3月より、トリアムシノロンは硝子体内のほか、テノン嚢下（目の奥）に注射する方法も行えるようになった。

糖尿病で起こるその他の目の病気

血糖値が高い状態が続くと、網膜症ばかりでなく、さまざまな目の病気が起こってくることがあります。

●糖尿病白内障

白内障《はくないしょう》は水晶体が濁って視力が低下する病気です。加齢による白内障は、高齢になればほとんど誰にでも起こりますが、糖尿病による白内障は、より若い年代からみられます。

また、加齢による白内障では水晶体の端のほうから濁るタイプが多いのに対し、糖尿病による白内障では網膜に近い後ろのほうや中心が濁ることが多く、まぶしさや明るいところで見えにくいといった症状がよく現れます。

治療は一般の白内障と同様ですが、白内障手術による刺激で網膜症に悪影響が及ぶ場合があるので、治療の進め方は医師とよく相談する必要があります。

網膜症の管理には定期的な眼底検査が重要なので、白内障のために眼底が見えないようであれば、早めの対処が望まれます。

●血管新生緑内障

糖尿病網膜症が進行すると、新生血管が網膜ばかりでなく眼球の前のほうにも生じ、隅角をふさいで眼圧が上がり、緑内障が起こることがあります。

緑内障の治療は一般に眼圧を下げる点眼薬が中心になりますが、血管新生緑内障には効果がないことがあり、その場合は抗ＶＥＧＦ薬*（ベバシズマブ）、網膜のレーザー治療や手術が行われます。

●眼筋まひ

糖尿病の合併症のひとつの神経障害が、眼球運動を支配する神経に起こると、眼球を動かす筋肉がまひして、物が二重に見える「複《ふく》視《し》」が現れます。

●角膜症

目の表面の角膜《かくまく》が障害され、感染症を起こしやすくなります。ドライアイになりやすく、異物や乾燥を感じにくくなることも、角膜が傷つく原因になります。

*2020年より、血管新生緑内障に抗ＶＥＧＦ薬のアフリベルセプト（アイリーア®）が使えるようになっている。

網膜裂孔・網膜剥離

網膜にできた裂孔から剥離が起こって、視野が欠ける

硝子体が萎縮し、網膜が裂けたりはがれたりする

目に入ってきた光は、角膜《かくまく》と水晶《すいしょう》体《たい》で屈折し、硝子体《しょうしたい》を通り抜けて眼《がん》底《てい》の網膜《もうまく》に像を結びます。この網膜がはがれて視野が欠けるのが**網膜剥《はく》離《り》**という病気です。20歳代の若い人にも起こりますが、最も多いのが50～60歳代で、特に強度の近視がある人に起こりやすい傾向があります。

中高年の網膜剥離は、加齢にともなう硝子体の変性が原因になります。眼球内を満たしている硝子体は無色透明なゼリー状の物質で、ほとんどは水分ですが、1％ほどの線維成分と細胞成分を含みます。加齢とともにその線維成分が縮んで、水分が分離し、萎縮《いしゅく》していきます。

すると、硝子体を網膜に接着していた部分がはがれ、硝子体のゼリー状の部分が前方に移動します。これを**後部硝子体剥離**といいます。50歳以降に起こることが多く、それ自体は加齢変化による生理的な現象です。

しかし、後部硝子体剥離が生じる際に、周辺部の網膜が強く接着していたり、網膜が弱くなっていたりす

知っておきたい

続発性の非裂孔原性網膜剥離

何らかの病気に続発して起こる網膜剥離には、次のようなものがあります。この場合は、原因に対する治療を行います。

▼**滲出《しんしゅつ》性網膜剥離**……ぶどう膜炎や眼内腫瘍《しゅよう》などで、網膜の血管や脈絡膜《みゃくらくまく》、腫瘍血管からしみ出した水分が網膜の下にたまり、剥離を招くことがあります。

▼**牽引《けんいん》性網膜剥離**……糖尿病網膜症などでは、もろくて出血しやすい新生血管を含んだ増殖膜が網膜と硝子体の間にできます。この膜が収縮して網膜が引っ張られると、剥離が起こります。

ると、硝子体に引っ張られて網膜が裂け、孔《あな》があくことがあります。これが**網膜裂孔《れっこう》**です。

その孔から、硝子体の水分が網膜の裏側に入り込むと、網膜がはがれていき、網膜剥離を起こします。網膜裂孔から起こる網膜剥離を**裂孔原性網膜剥離**といいます。

網膜剥離には、ほかの病気が原因で起こる続発性の**非裂孔原性網膜剥離**（p116）もありますが、以下、裂孔原性網膜剥離を中心に述べます。

主な症状は、飛蚊症、光視症、視野欠損など

硝子体の萎縮にともなって網膜と硝子体の接着部がはがれると、その影が網膜に投影されて、黒いものが飛んでいるように見えます。**飛蚊《ひぶん》症**

網膜裂孔・網膜剥離が起こるしくみ

●後部硝子体剥離

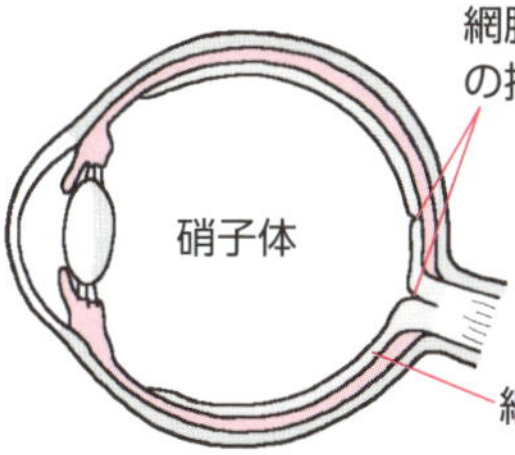

眼球の内部を満たす「硝子体」は無色透明なゼリー状の物質で、重量の99%の水分と、線維成分、細胞成分から成る。

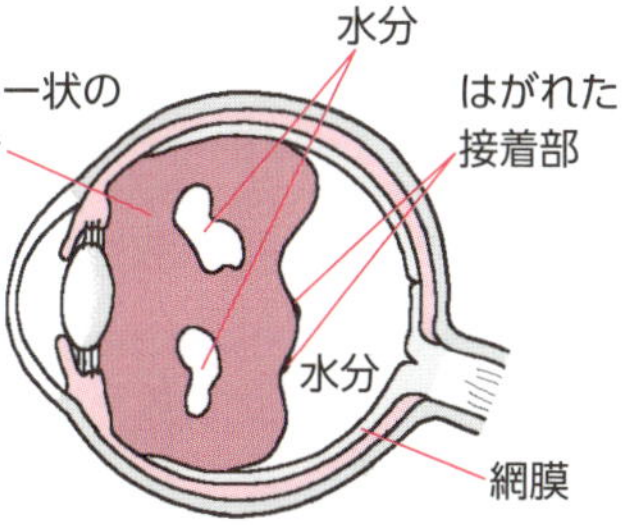

加齢とともに、硝子体は水分が分離して、ゼリー状の部分が萎縮していき、網膜から離れて前方へ移動する。

●網膜裂孔

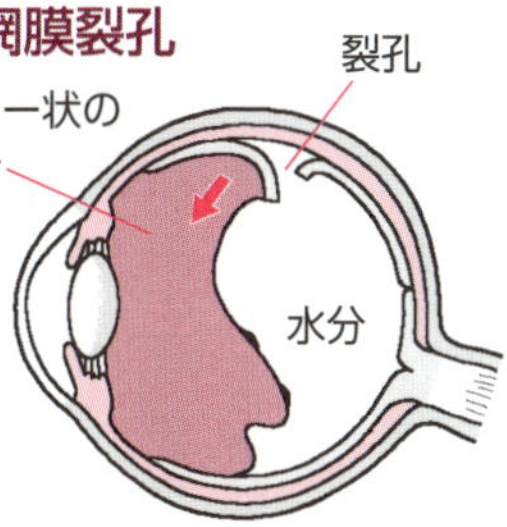

硝子体が網膜からはがれる際に強く引っ張られると、網膜が裂けて孔があくことがある。

●網膜剥離

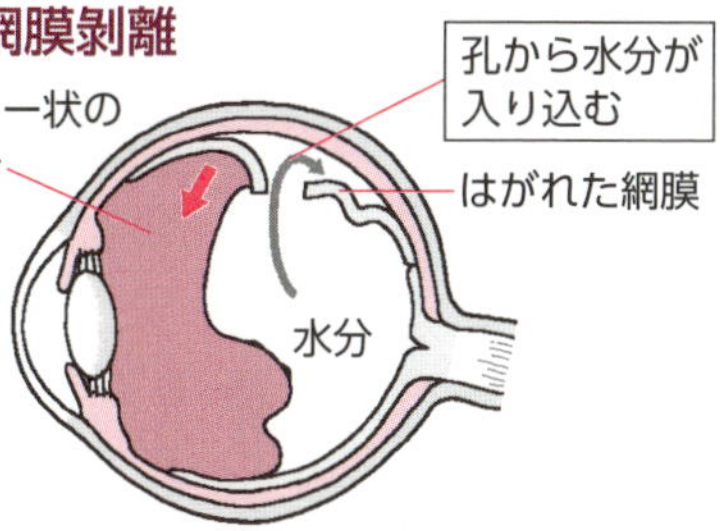

網膜にあいた孔から硝子体の水分が入り込んでいき、網膜がはがれてしまう。

網膜裂孔・網膜剥離で現れる代表的な症状

●飛蚊症

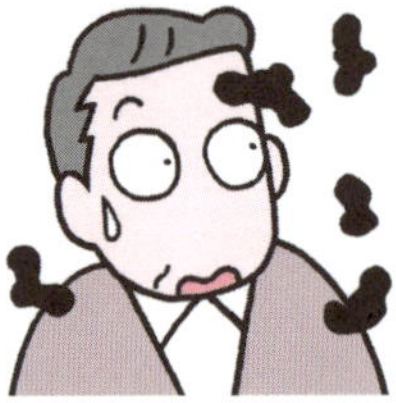

大きな黒っぽい虫や雲のようなものなどが突然見えるようになる。

●光視症

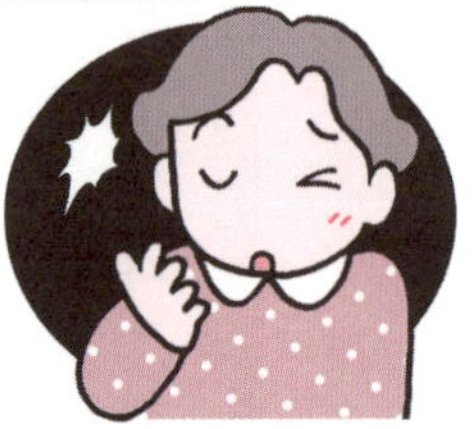

暗いところにいたり目を閉じていたりしても、チカチカと光が見える。

●視野が欠ける

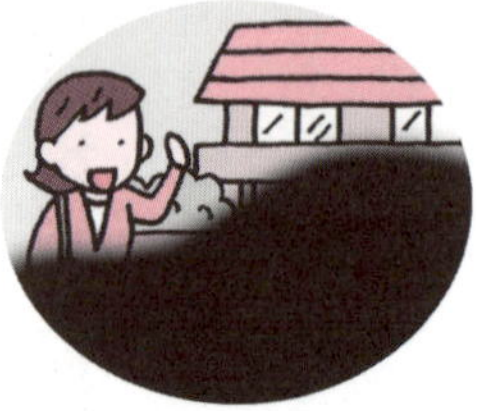

網膜の剥離した部位が上側なら、視野の下側が欠ける。

と呼ばれる症状で、軽度のものは誰にでも起こります。ある日突然、大きな黒っぽい虫や雲のようなものが見えるようになるのが特徴です。網膜の血管が引っ張られて破れると、出血して、墨を流したように見えることもあります。このような飛蚊症に気づいたときは、5~10%程度の割合で網膜裂孔が起きています。

　また、目を閉じても閃光が見える**光視《こうし》症**が起こることもあります。硝子体が網膜を引っ張る際の刺激が、網膜の神経線維に伝わり、視覚信号と誤って認識されるためです。網膜裂孔が生じる際によく現れます。

　網膜剥離が起こると、**視野が欠けて**きます。欠ける部位は剥離が起きた部位によって異なり、視機能のかなめである黄斑《おうはん》の中心窩《ちゅうしんか》に及ぶと急

Q ここが聞きたい

飛蚊症になると、視野が欠けてしまうの？

A 硝子体が萎縮して後部硝子体剥離が起きると、硝子体の中の線維成分や、網膜との接着部などの影が網膜に映り、飛蚊症として現れます。糸くずや虫のようなものがちらついて見えるものです。

　そのほとんどは加齢変化による治療の必要のないもので、飛蚊症が現れたから、視野が欠けるような病気が起こるというものではありません。

　ただし、視野が欠ける心配がある病気かそうでないかを症状で区別することはできません。そのため、飛蚊症が現れたり、症状が変化したときには、眼科で検査を受けてください。

激に視力が低下します。

診断には、眼底検査や視野検査などが行われる

網膜裂孔や網膜剥離は、**眼底検査**を行えばほぼ診断がつきます。散《さん》瞳《どう》薬を点眼して瞳孔《どうこう》を広げ、眼底の網膜の状態を詳しく観察します。患者さんにいろいろな方向を見てもらいながら、何枚かの写真を撮ることもあります。最近では眼底を広角撮影できる機器もあり、その場合は、散瞳薬を用いずに一度の撮影で広い範囲を写し出すことができます。

あわせて、見える範囲を調べる**視野検査**が行われます。

網膜裂孔が疑われるのに眼底検査で裂孔が見つからないときなどには、滲出性網膜剥離を考え、**蛍光眼底造影**を行ってさらに詳しく調べることもあります。硝子体出血を起こして眼底が見えないときには、**超音波検査**なども行われます。

ほかの病気が原因で起こる続発性の網膜剥離が疑われる場合には、全身的な検査も必要になります。

眼底検査

●網膜裂孔

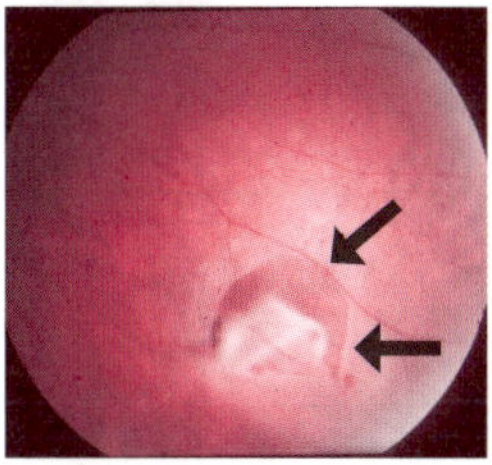

網膜裂孔が起きた人の眼底。矢印の先が、網膜が裂けてできた孔。まわりの白い部分は浅い網膜剥離。

●網膜剥離

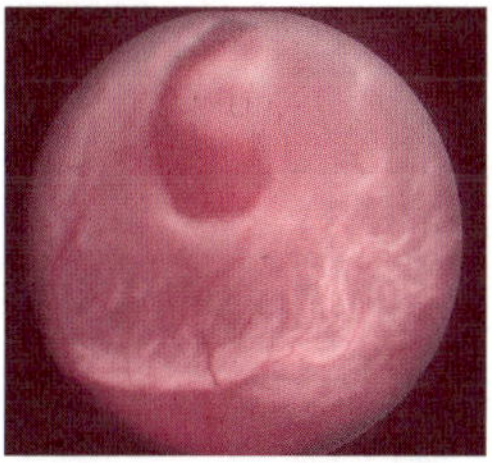

網膜裂孔から網膜剥離が起こっている人の眼底。剥離部には網膜の下に水分が入り込んでいるため、白っぽく見える。

知っておきたい

若い人に起こる網膜剥離と中高年の網膜剥離の違い

網膜剥離は若い人にもみられますが、その場合に多いのは、近視に合併する「萎縮性円孔《えんこう》」に起因するもので、網膜が変性して弱くなった部分に、徐々に孔があいていきます。剥離まで進まないこともあり、一般にゆっくり進行します。

それに対し、中高年に多くみられる後部硝子体剥離によるものでは、ある日突然ビリッと裂けるように孔があき、進行が急速なのが特徴です。早く治療しないと全剥離になり、黄斑部の中心窩に及べば視力が低下します。どんどんはがれていくような人は、至急治療が必要です。

治療法にはレーザー治療や硝子体手術などがある

治療としては、一般に、網膜裂孔にはレーザー治療が、すでに網膜剥離が起こっている場合には手術が行われます。手術法には、強膜《きょうまく》バックリングと硝子体手術があります。

●レーザー治療

レーザー治療では、裂孔の周囲にレーザーを照射して、焼き固めます(光凝《ひかりぎょう》固《こ》)。やけど痕《あと》のようなもの(瘢《はん》痕《こん》)をつくることで、網膜をくっつけて、孔から網膜下へ硝子体中の水分が入り込むのを防ぎます。

治療は点眼麻酔のあと、特殊なコンタクトレンズをつけて行われます。10分程度で終わり、外来で受けられます。ただし、瘢痕になるまでに2~3週間かかるので、その間は激しい運動などは避けます。

●強膜バックリング

眼球のいちばん外側にある強膜にシリコンスポンジを縫いつけ、外側から眼球を圧迫することで内側にへこませ、それによってはがれた網膜をくっつける手術です（左図）。

入院期間は1~2週間で、手術後3か月間は激しい運動を避けます。

この手術は硝子体が萎縮していないほうが適し、対象となるのは若い人の網膜剥離が多くなります。

●硝子体手術

眼球に孔をあけ、網膜を引っ張っている硝子体を切り離して、取り除く手術です（左図）。切り取った硝子体は吸引して取り除き、そこにガスを注入します。そのガスの浮力を

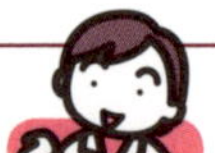

アドバイス

手術は、剥離後の期間が短いうちに受けたほうが回復の可能性が高い

裂孔原性網膜剥離の多くは、手術によって網膜を再接着できます。術後の視力は、もともと黄斑部がはがれていなければ、手術前と同程度まで回復することもありますが、黄斑部がはがれていた場合は、元どおりの視力に戻ることは難しくなってしまいます。

剥離の範囲が小さく、発生からの期間が短いほど、手術後に回復する可能性も高くなります。疑わしい症状に気づいたら早めに受診するとともに、手術が必要と診断されたら、速やかに受けることが勧められます。

利用して、はがれた網膜を押しつけ、元に戻します。最近は、ごく小さな孔で行えるようになっています。

入院期間は1～2週間ですが、ガスは上に移動する性質があるので、ガスが眼内にある間はうつ伏せの姿勢をとる必要があります。

中高年の網膜剥離にはこの手術がよく行われます。50歳以上の場合は、術後、白内障が進行しやすいので、白内障手術をあわせて行います。

●治療後の検査で再発チェック

治療後に網膜裂孔や網膜剥離が再発することもあります。また、片方の目に網膜裂孔や網膜剥離を起こした人は、もう片方にも起こるリスクが高いといえます。そのため、治療後も定期的に検査を行って再発をチェックしていきます。

網膜裂孔・網膜剥離の治療

●レーザー治療

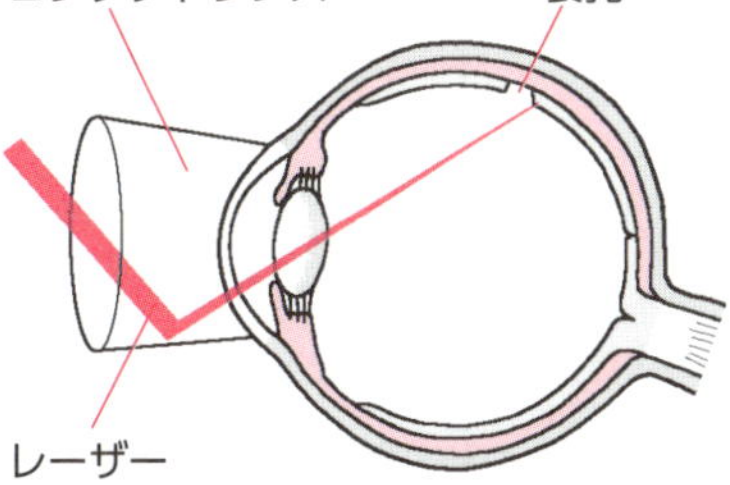

レーザーを屈折させるためのコンタクトレンズを装着し、眼球の外から裂孔の周囲にレーザーを照射して、網膜を焼き固める（光凝固）。黄斑部以外であれば、視力には影響しない。

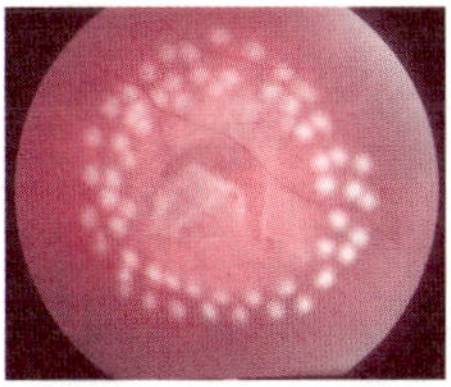

網膜裂孔のレーザー治療直後の眼底。裂孔の周囲に点々と光凝固の跡が並んでいる。

●強膜バックリング

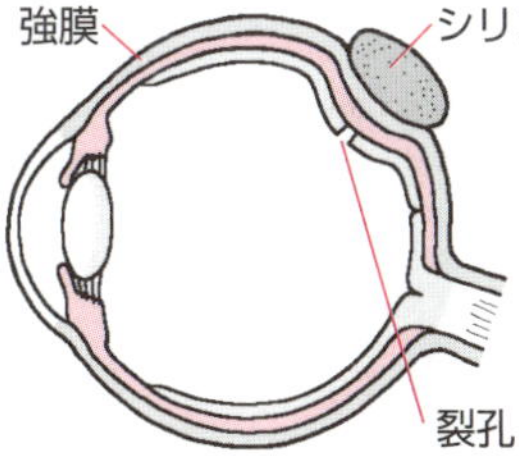

眼球の外側をおおう強膜の上からシリコンスポンジを縫いつけ、眼球の一部をへこませて、はがれた網膜をくっつける。

●硝子体手術

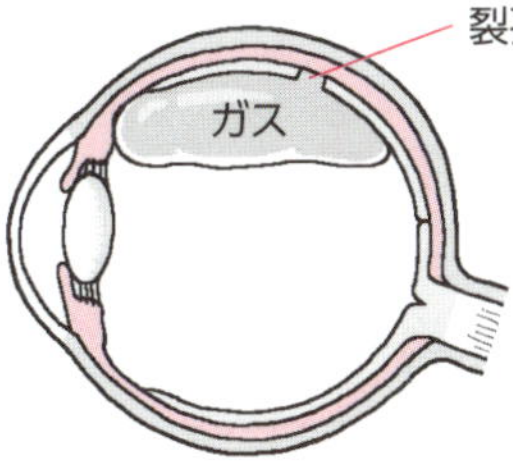

網膜を引っ張っている硝子体を取り除いて、特殊なガスを注入し、ガスの浮力を利用してはがれた網膜をくっつける。

網膜静脈閉塞症

眼底出血を起こす代表的な原因のひとつ

網膜の静脈が詰まって出血やむくみが起こる

網膜《もうまく》静脈閉塞《へいそく》症は、網膜を走る静脈が詰まって血流が途絶え、網膜に出血や浮腫《ふしゅ》（むくみ）が起こる病気です。糖尿病網膜症とともに、**眼《がん》底《てい》出血を起こす代表な原因**となっています。

網膜静脈閉塞症は、50歳以上に起こりやすく、多くの場合、高血圧や動脈硬化などと深い関連があります。糖尿病などで血液の粘りけが増していると発症しやすく、血管の炎症によって起こるものもあります。

網膜の静脈が詰まると、行き場を失った血液が末梢側からあふれて**眼底出血**となったり、血液中の水分がもれ出て網膜内にたまり**網膜浮腫**が起きたりします。

主な症状としては、眼底出血の部位に一致した**視野の欠け**が現れます。網膜周辺部の場合には自覚症状のないこともありますが、出血や浮腫が網膜の中央の黄斑《おうはん》部に及ぶと、視力が著しく低下します。

網膜静脈閉塞症の大半は片方の目だけに起こります。

知っておきたい

網膜静脈閉塞症の症状

●網膜静脈分枝閉塞症では

▼**黄斑部に出血や浮腫が及ぶと**……視野の一部が暗く、見えにくくなる（視野欠損、視力低下）。

▼**硝子体《しょうしたい》出血を合併すると**……目の前に黒いゴミのようなものがちらつく（飛蚊《ひぶん》症）。

黄斑部から離れた閉塞では、あまり症状が現れません。

●網膜中心静脈閉塞症では

▼**虚血性で網膜全体に出血が広がると**……急激に視野全体が暗くなる（視力低下）。

非虚血性では、視力が保たれていることが少なくありません。

網膜の血管は、視神経乳頭《にゅうとう》から放射状に枝分かれしながら広がっています。そのどこが詰まったかにより、網膜静脈閉塞症は次の2種類に分けられます。

●網膜静脈分枝閉塞症

網膜の静脈の枝の部分で閉塞が起こるもので、網膜静脈閉塞症の8割以上はこのタイプです。

枝分かれしながら網の目のように広がる動脈と静脈は、網膜のあちこちで交差していて、交差部では動脈と静脈が同じ外膜を共有しています。そのため、動脈硬化が起こって、動脈の壁が厚く硬くなると、交差部で静脈が圧迫されます。圧迫された静脈は血液の流れが悪くなって、血栓《けっせん》（血液の塊）ができやすくなります。網膜静脈分枝閉塞症は、主にこの血栓によって血管がふさがれ、血流が途絶えることによって発症します。

●網膜中心静脈閉塞症

網膜の静脈の幹にあたる中心静脈が詰まるものです。高血圧や動脈硬化、炎症などが原因で、虚血性《きょけつ》のものと非虚血性のものがあります。

網膜静脈分枝閉塞症に比べて起こる頻度は低いものの、網膜全体に出血や浮腫が広がり、急激に視力が低下して、回復しないことも少なくありません。

眼底の様子

●網膜静脈分枝閉塞症

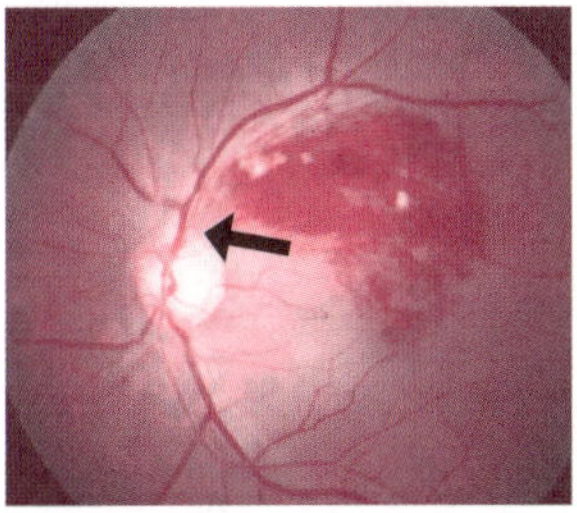

矢印の先が静脈の詰まった部位。そこより末端に出血が広がり、黄斑部にも及んでいる。

●網膜中心静脈閉塞症

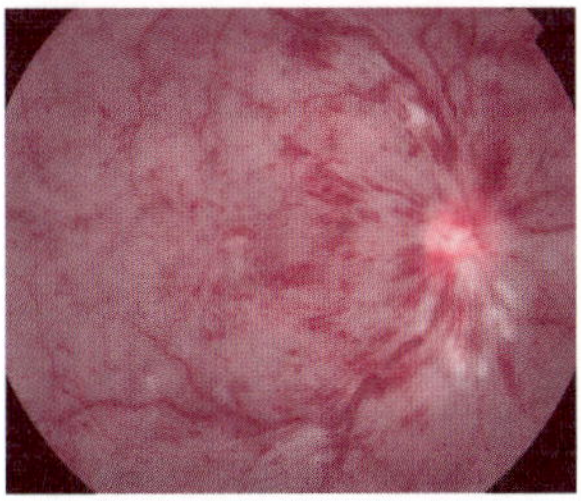

網膜全体がまだらになったように出血が広がっている。

黄斑浮腫に対しては早めの治療が増えている

網膜静脈閉塞症は、**眼底検査**を行えばすぐに診断がつきます。さらに**蛍光眼底造影**で詳細を調べます。

血管が閉塞した直後の急性期には、血栓を溶かす薬や血液循環を改善する薬などを用いて、血流の再開をはかります。ただし、血流を完全に取り戻せることはまれです。

●黄斑浮腫に対する治療

浮腫が黄斑に及んで視力低下が起きている場合は、浮腫をとる治療が行われます。浮腫は自然にひく可能性もあるため、以前は3か月程度の経過観察が一般的でしたが、黄斑の浮腫が長引くと視力の回復が難しくなります。最近は、新しい薬物療法も行われるようになり、早期に改善をはかることが増えています。

▼眼球への薬物注射……薬物療法の中心は、抗VEGF薬のラニビズマブとアフリベルセプトや、ステロイド薬のトリアムシノロンを眼球に注射する方法です。抗VEGF薬は加齢黄斑変性に使われている薬ですが、2013年から網膜静脈閉塞症の黄斑浮腫にも適応が拡大されました。浮腫をとる効果が高く、患者さんの身体的な負担の少ない治療法です。ただし、薬の効果が切れると高い頻度で浮腫が再発するので、経過をみて、必要なら治療を継続します。

また、トリアムシノロンは網膜静脈閉塞症については、今のところ健康保険の適用対象となっていません。*

▼レーザー治療……浮腫や出血が

知っておきたい

慢性期に起こる合併症

網膜静脈閉塞症では、発症後3か月～1年以上たってから合併症が起こることもあります。

▼硝子体出血……閉塞部から末端の毛細血管がなくなると、もろくて破れやすい新生血管が生じます。新生血管からの出血は硝子体内に広がり、硝子体が濁って眼底が見えにくくなることがあります。

▼血管新生緑内障《りょくないしょう》……新生血管が眼球の前部にできて、眼球内を満たしている房水《ぼうすい》の排出を妨げ、眼圧が上がって緑内障を起こすことがあります。

▼網膜剥離《はくり》……新生血管が網膜と硝子体に癒着《ゆちゃく》し、網膜が弱くなっていることも重なって、牽《けん》引性《いん》あるいは裂孔《れっこう》原性網膜剥離が起こりやすくなります。

*2017年3月より、トリアムシノロンをテノン嚢下（目の奥）に注射する方法は網膜静脈閉塞症の黄斑浮腫にも健康保険が適用されるようになっている。

起きている部分に、瞳孔《どうこう》からレーザーを当てて、網膜を焼き固めます（光凝固《ひかりぎょうこ》）。網膜にたまっていた血液や水分が、その外側の脈絡膜《みゃくらくまく》に吸収されて、浮腫が改善します。

▼**硝子体手術**……視力が大きく低下している場合には、硝子体を取り除く手術もありますが、最近はあまり行われなくなっています。

●慢性期の合併症予防

症状が落ち着いて慢性期に入ったら、合併症（p124）の予防が治療の主な目的となります。定期的な検査で網膜の浮腫や異常な新生血管などをチェックし、早めに対処することが大切です。

あわせて、高血圧など、最初の原因となった病気の治療もしっかり行って、再発予防に努めましょう。

網膜動脈閉塞症

「網膜動脈閉塞症」は、網膜の血管のうち、酸素や栄養を供給している動脈が詰まって起こります。高齢者に多くみられ、動脈硬化と関係が深い病気です。

全身の動脈硬化が進行すると、頸《けい》動脈などに血栓ができやすくなり、それがはがれて血流により運ばれ、網膜の動脈に詰まることが原因になると考えられています。

閉塞が網膜動脈の根本の中心動脈に起こると（網膜中心動脈閉塞症）、網膜に全く酸素が届かなくなるため、いきなり視野全体が暗くなります。一方、中心動脈から枝分かれした細い動脈が閉塞すると（網膜動脈分枝閉塞症）、視野の一部が突然見えなくなります。

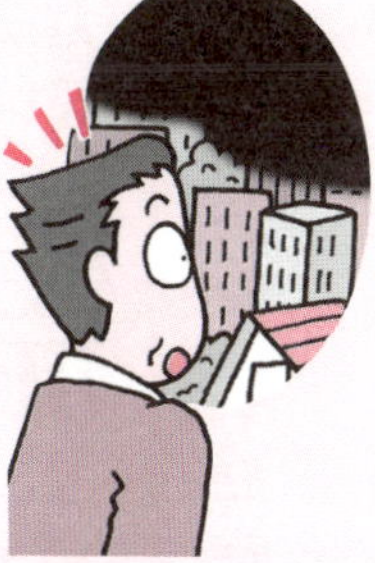

頻度は低いものの、万一この病気が起こったら、緊急の治療が必要です。網膜の神経細胞は、酸素の供給が途絶えると短時間で壊死《えし》し始めるからです。

治療は、まぶたの上から指で眼球をマッサージしたり、即効性の血管拡張薬を点滴・吸入したりして、血管を広げ、障害を最小限に抑えます。

一般に、発症から90分以内くらいに治療を受けないと、視力の回復は望めないといわれています。疑わしい症状が起こったら、一刻も早く眼科を受診してください。

中心性漿液性脈絡網膜症（中心性網膜炎）

働き盛りの男性に多く、過労やストレスで発症しやすい

網膜の中心に水がたまって剥離が起こる

中心性漿液《しょうえき》性脈絡網膜《みゃくらくもうまく》症は、その名のように、網膜の中心部にある黄斑《おうはん》部に、脈絡膜から出た水（漿液）がたまる病気です。網膜が浮き上がって部分的に剥離《はくり》し、水ぶくれ状態になります（左図）。俗に「中心性網膜炎」とも呼ばれます。

男性に多い病気で、患者さんは男性が女性の3倍ほどにのぼります。最近は50歳代以上でもみられますが、特に30～40歳代を中心とする働き盛りの年代に多くみられます。過労や睡眠不足、ストレスがたまったときに発症しやすい傾向があり、それらが引き金になると考えられています。働き盛りの人に無理が重なったときに起こりやすい〝目のストレス病〟ともいえるでしょう。

片方の目の視野の中心が暗く見えにくくなる

この病気で起こる網膜の剥離は軽度のものですが、黄斑部は物を見るのに重要な部分なので、ここに水がたまると、視野の中心が暗く見えに

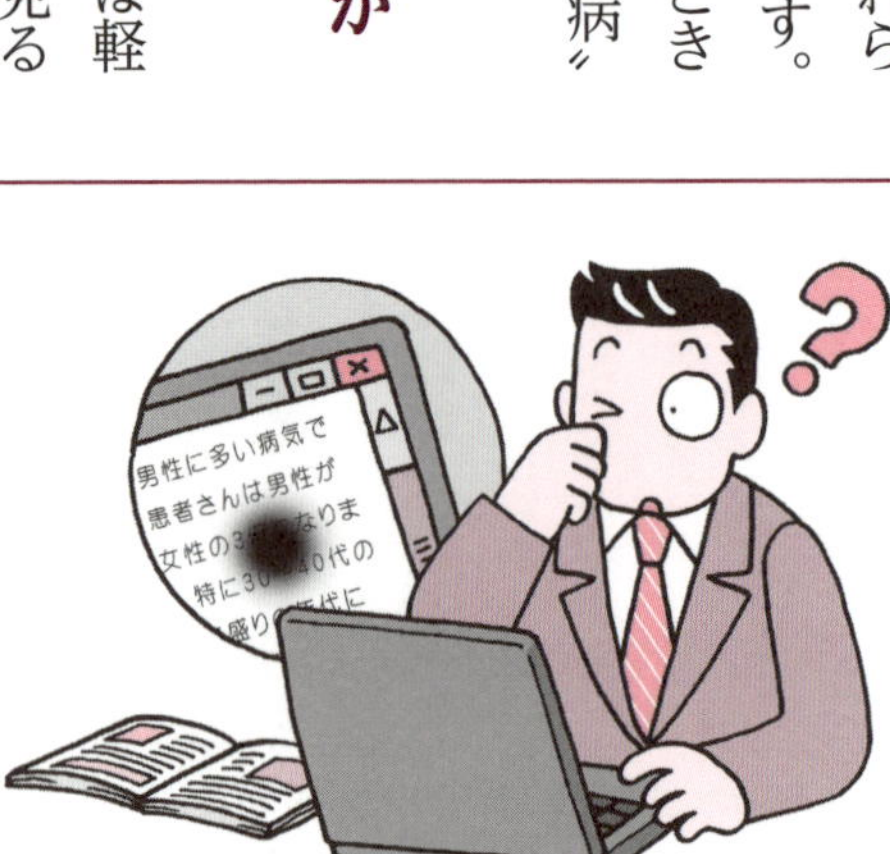

病気が起こるしくみ

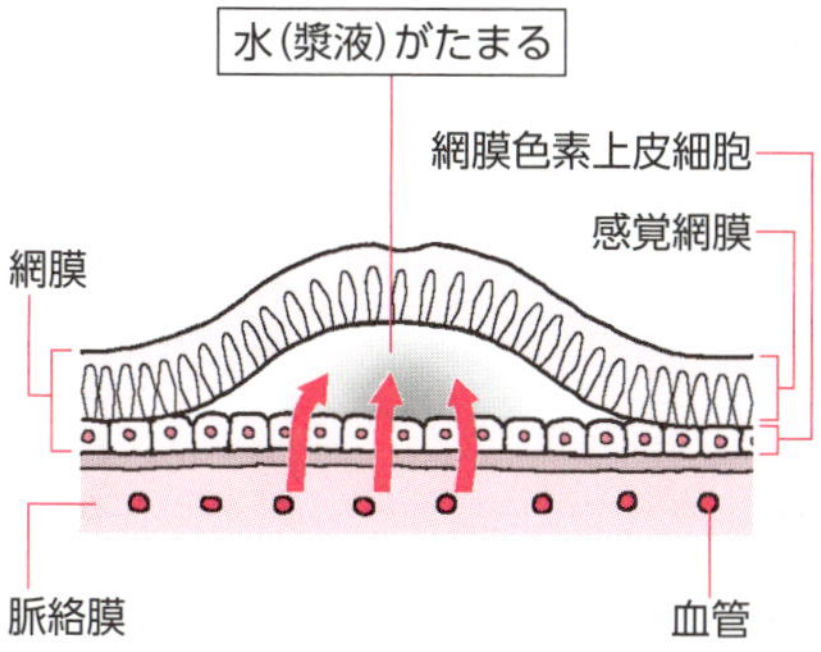

網膜は何層もの薄い層が重なった感覚網膜といちばん外側の網膜色素上皮細胞から成り、その外側には血管が多く分布する脈絡膜がある。網膜色素上皮細胞にはバリア機能があり、通常は脈絡膜の血管から水分がしみ出しても網膜側へもれるのを防いでいる。ところが網膜色素上皮細胞が傷むと、もれ出した水分が網膜色素上皮細胞と感覚網膜の間にたまってしまう。網膜色素上皮細胞が傷む原因としては、脈絡膜の血管の循環障害などが考えられている。

くくなったり、ゆがんで小さく見えたりします（下段）。中心部が見えにくくなるので、視力も低下します。ただ、通常、遠視用眼鏡で矯正《きょうせい》すれば不自由しない程度です。

中心性漿液性脈絡網膜症はほとんどの場合、片方の目に起こり、症状も片側に現れます。80～90％は発症後3か月～半年で自然に治りますが、約40％が再発します。

眼底検査、光干渉断層計、蛍光眼底造影で診断する

中心性漿液性脈絡網膜症は自然に治ることが多いとはいえ、似たような症状が現れる病気はほかにもあり、そのなかには重大な視力障害を残すものもあります。中心暗点などの症状が現れたら、眼科を受診して

知っておきたい

中心性漿液性脈絡網膜症の主な症状

- **中心暗点**……視野の中心部が暗く見えにくくなる
- **変視《へんし》症**……ものがゆがんで見える
- **小視症**……ものが小さく見える
- **遠視**（水ぶくれの分だけ網膜の位置が前方にずれるため）
- **視力低下**（網膜が剥離した状態が長引いたり、再発を繰り返したりした場合）

診断してもらいましょう。

診断には、まず眼底《がんてい》検査（p22）を行って網膜を観察し、この病気が疑われれば、光干渉《ひかりかんしょう》断層計（p24）で網膜の状態を観察し、次に蛍光眼底造影（p24）を行って、もれている部位を確認します。通常、これらの検査で診断がつきます。

回復を早める目的で行うレーザー治療

自然治癒も期待できる病気なので、特に治療をせずに経過観察をすることもありますが、黄斑部の水ぶくれを長く放置すると、水がひいたあともゆがみや視力が戻らないことがあります。そのため、経過が長引いたり再発を繰り返したりしている場合には、積極的な治療が勧められます。

また、症状が強くて日常生活に支障があり、患者さんが早く治したいと希望すれば、治療を行います。

治療は、主に網膜内にたまった漿液の吸収を促す目的で、レーザー治療や薬物療法などが行われています。

●レーザー治療

最も一般的な治療法がレーザー治療（レーザー光凝《ひかりぎょう》固《こ》）です。蛍光眼底造影で確認された水もれのある部位に弱いレーザーを照射し、色素上皮細胞の傷んだ部位を焼いて機能の

眼底検査

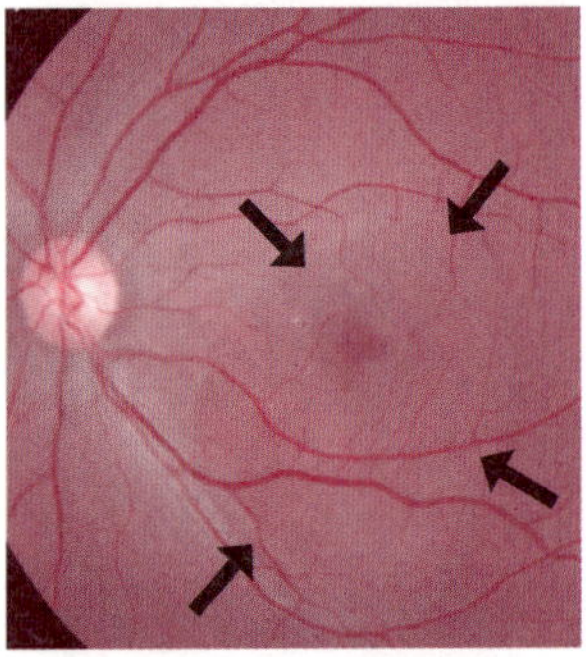

黄斑部を中心に水がたまった部分がみられる（矢印）。

光干渉断層計（OCT）

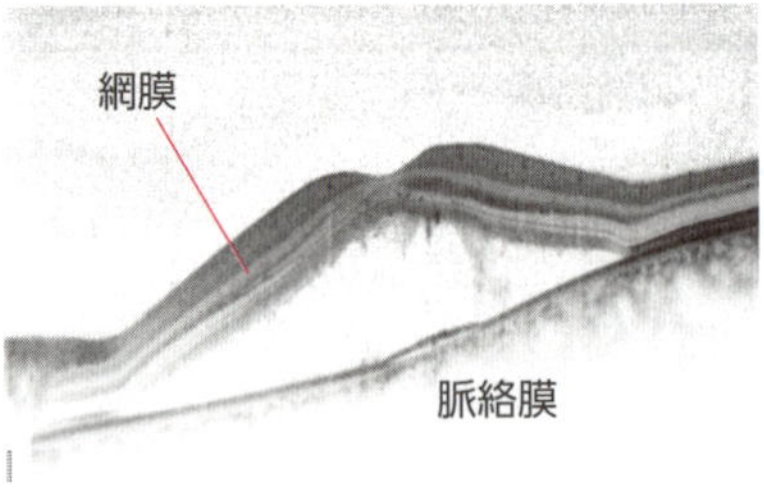

網膜がはがれて浮き上がった様子がみられる。

蛍光眼底造影

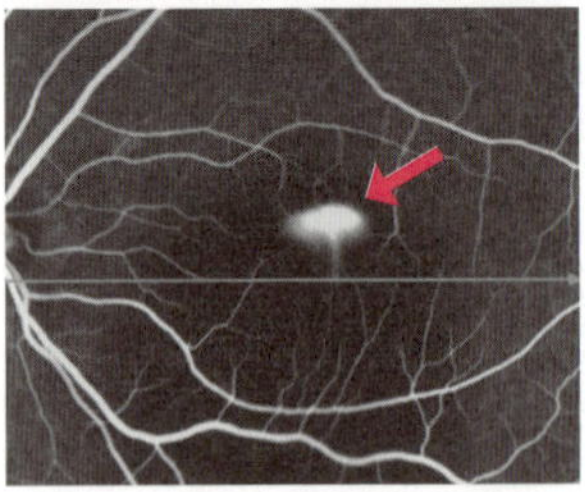

造影剤により漏出箇所が確認できる（矢印）。

よい色素上皮の増殖を促すもので、外来で行えます。この治療を行うと、通常、数週間で剥離が治ります。また、再発も少なくなります。

ただし、もれている部位が黄斑の中心《ちゅうしん》窩《か》あるいは中心窩に近い場合は、レーザーを照射すると視機能のかなめである中心窩の機能が損なわれるので、この治療は行えません。また、もれている部位を限定できない、慢性型で広範囲の多くの部位からもれているという場合にも行えません。

レーザー治療の適応

光凝固が適する場合

- 発症から３か月たっても黄斑部にたまった水がひかない
- 再発を繰り返している
- 患者さんが早期の治癒を希望（車の運転をする、仕事に危険など）

光凝固が適さない場合

- 漏出箇所がはっきりしない
- 漏出箇所が中心窩に重なっている、あるいは近い

●薬物療法

網膜にたまった水のひきを早めたり、回復を助けることを期待して、**末梢《まっしょう》循環改善薬**や、**たんぱく分解酵素薬**、**ビタミン剤**などが用いられることもあります。

●新しい治療の試み

最近では、レーザー治療が行えない場合などに、光感受性のある薬と特殊な波長のレーザーを組み合わせた**光線力学療法**（p98）を、加齢黄斑変性の半量の薬を用いて行ったり、**抗VEGF薬**（p92）による治療も試みられています。

ただし、中心性漿液性脈絡網膜症に対しては、現在のところ健康保険の適用対象になっていません。

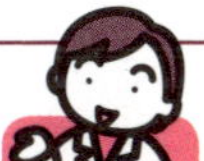

アドバイス

症状が似ている加齢黄斑変性の可能性に注意する

最近増えている黄斑部の病気に「加齢黄斑変性」があり、視力障害の重大な原因となっています。症状が似ていて、中心性漿液性脈絡網膜症になった人は、加齢黄斑変性になりやすい傾向があるので、注意が必要です。

中心性漿液性脈絡網膜症は再発しやすい病気ですが、治療後に再び見え方の異常に気づいた場合、それが再発なのか、加齢黄斑変性が起きているのかを確かめる必要があります。

特に50歳以降は、中心性漿液性脈絡網膜症よりは、加齢黄斑変性の疑いが強くなります。早めに眼科を受診して診断を受けることが大切です。

ドライアイ

現代人に増えている、目の疲れや視力低下の原因

目の表面が乾いて傷つき、多様な症状が現れる

涙の分泌量の減少や蒸発量の増加、成分の変化などにより、目を潤す力が低下して、目の表面の粘膜に異常をきたした状態を**ドライアイ**といいます。現在、日本では800万～2200万人もの患者さんがいるといわれ、オフィスで働いている人の3人に1人がドライアイだったという報告もあります。中高年になると増え、男性より女性に多くみられます。

涙は、水分とムチンという粘りけのある物質、油から成ります（左図）。水分には、目の傷を治したり感染を防いだりする成分も含まれています。ムチンには涙を目の表面に広げる働きが、油には涙が蒸発するのを防ぐ働きがあります。この涙の膜が目の表面をおおって、バリアとして働いているのです。

そのバリアが十分に働かなくなっているドライアイの人では、目の乾きばかりでなく、さまざまな症状が現れます（p132）。目が疲れる、見えにくいという原因がドライアイであることも少なくありません。

知っておきたい

現代に増えているドライアイを招きやすい原因

●**パソコン**……画面を見つめているとまばたきが減る。テレビや読書、車の運転などでも同様。
●**エアコン**……空気が乾燥して、涙が蒸発しやすい。
●**コンタクトレンズ**……ムチンが分泌されにくくなり、レンズの汚れも涙を広がりにくくする。
●**アイメーク**……マイボーム腺《せん》からの油の分泌を妨げる。
●**顔のしわ取り手術・注射**……まぶたが閉じにくくなる。

原因は、加齢のほか生活習慣の影響が大きい

ドライアイには、次のようなタイプがあります。

●涙液《るいえき》分泌減少型

涙の分泌量が減って起こるタイプで、主な原因は加齢です。特に女性は、中高年になってホルモンバランスが崩れると、涙の分泌が減るといわれています。シェーグレン症候群などの病気や、薬の副作用で起こることもあります。

●涙液蒸発亢進《こうしん》型

涙の蒸発量が増えて起こるタイプで、原因には環境や生活習慣の影響が大きいといえます。油が出にくくなって起こることもあります。このタイプは年齢を問わずみられます。

●BUT短縮型

最近〝新型ドライアイ〟として知られるようになったタイプです。BUTとは目の表面の涙の膜に途切れた部分ができるまでの時間（涙液《るいえき》層

涙のしくみ

●涙の層

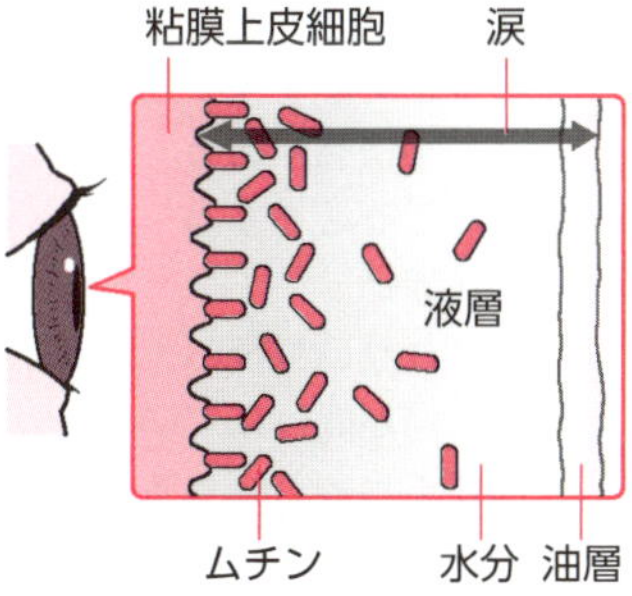

涙は水分にムチンが混じった液層と、それをおおう薄い油層から成る。ムチンには涙を目の表面に均一に広げる働きが、油層には水分の蒸発を防ぐ働きがある。

●涙の分泌と排出

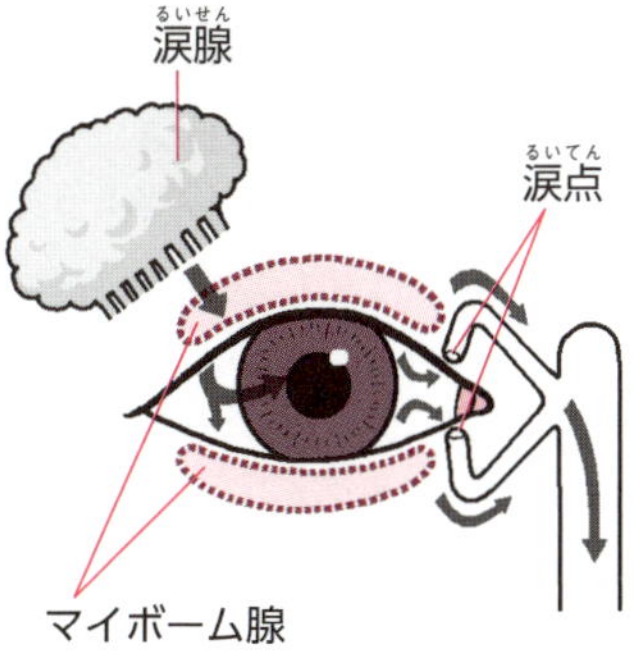

水分は主に涙腺から、ムチンは角膜《かくまく》や結膜《けつまく》の最も外側にある粘膜上皮細胞から、油分はマイボーム腺から分泌され、まばたきにともなって目の表面に広がる。その大半は涙点から鼻の奥へと排出され、一部が目の表面から蒸発している。

破壊時間）のことで、それが短くなっている、つまり涙の膜が途切れやすいというものです。途切れた部分は角膜が露出してしまうため、痛みが起こります。原因と考えられているのは、ムチンの働きの低下です。

涙の量や乾きやすさ、目の傷などを調べて診断

自覚症状があり、涙の異常と、目の表面の角膜や結膜の上皮障害があれば、ドライアイと診断されます。

涙の量を調べる検査としては、一般に**シルマーテスト**が行われます。検査用の濾紙《ろし》をまぶたの縁にはさんで、5分間でどれだけの長さがぬれるかを調べるものです。

目の表面の状態は**細隙灯《さいげきとう》顕微鏡**を使って診察します。フルオレセインという染色液を点眼して行うと、傷が染まって見えます。また同じ染色液で、目を開けたままにしたとき乾いた部分が現れるまでの時間を計測する**BUT検査**を行い、涙の安定性を調べます。

点眼薬による治療や生活の工夫で対処

治療の基本は、点眼薬です。重症の場合には涙点プラグという器具を

ドライアイで起こる症状

- 目が乾いた感じがする
- 目が疲れやすい
- 時々物がかすんで見える
- 目に不快感がある
- 目がごろごろする
- 目が赤い
- 目がひりひり痛い
- 朝、目が開けにくい
- 目がくしゃくしゃする
- 目が重たい感じがする
- 風が当たると涙が出る
- 光を見るとまぶしい
- 目を開けているのがつらい
- 白っぽいめやにが出る
- なんとなく見づらい
- 視力が少し低下したようだ

ドライアイの症状の感じ方はさまざま。ただし、上記のような症状は、ほかの病気で起こることもあるので、ドライアイかどうかは自覚症状だけでは判断できない。

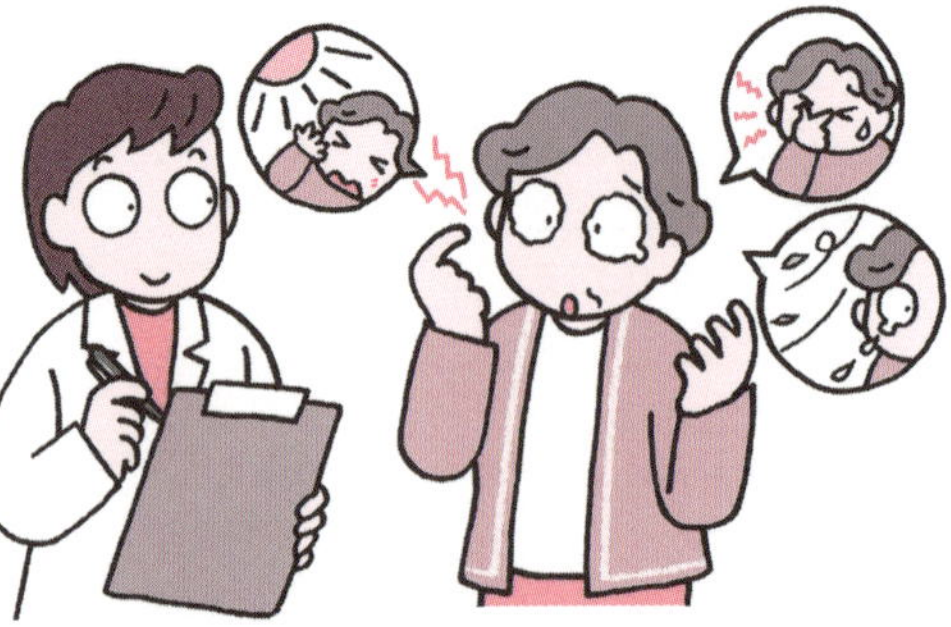

用いた治療を行うこともあります。

●点眼薬による治療

涙の水分に近い組成の**人工涙液**や、涙を目の表面に保ちやすくする**ヒアルロン酸**を含む点眼薬が広く用いられています。軽症の場合は、これらで目を潤して症状を緩和します。

そのほか最近では、水分やムチンの分泌を促す**ジクアホソルナトリウム**（ジクアス®）や、ムチンの産生を増やす**レバミピド**（ムコスタ®）など、新しい作用をもつ点眼薬も登場して、従来の薬で症状がおさまらなかった人も、改善が期待できるようになっています。

●涙点プラグ

小さな栓《せん》のような器具を、涙の排出口である涙点《るいてん》に差し込んでせき止め、涙の排出量を減らします。治療は点眼麻酔をして行われますが、涙点プラグは数分間で装着でき、外来で受けることができます。

●日常生活での工夫

現代人の生活環境には、ドライアイになりやすい原因がたくさんあります。治療とあわせ、生活のなかの目が乾きやすい要因をできるだけ減らすようにしましょう。

自分でできる対処法

- 細かい作業の前に点眼して、目の乾きを防ぐ
- まばたきを意識的に増やし、こまめに目を休める
- パソコンの画面は見下ろす位置に
- エアコンの風は直接目に当たらないように
- 加湿器で部屋の保湿をはかる
- コンタクトレンズは清潔に保ち、目が疲れたら眼鏡に替える

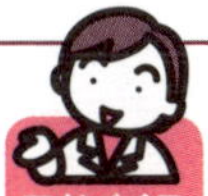

アドバイス

市販の点眼薬は防腐剤の入っていないものを選ぶ

点眼薬には基本的に防腐剤が入っています。ドライアイがあると防腐剤に敏感になっていることが多く、また、涙の量が少ないと防腐剤が薄まらず、排出されにくいため、目の表面を傷めてしまうことがあります。特に角膜に傷があると、悪化させかねません。

薬局で自由に買える市販の点眼薬も、大抵は防腐剤が含まれています。使いすぎるとかえって症状が悪化することもあるので、注意してください。ドライアイ用の点眼薬を利用する際には、防腐剤の入っていないものを選んだほうが安心でしょう。

まぶたの病気

まぶたの病気にも、中高年に多くみられるものがあります。

●眼瞼下垂

上まぶたが下がった状態を「眼《がん》瞼《けん》下《か》垂《すい》」といいます。先天性のものもありますが、後天性で最も多いのが加齢性眼瞼下垂です。老化によってまぶたを開くときに働いている筋肉（眼瞼挙筋）と周囲の組織との結合がゆるんで、まぶたが十分に上がらなくなります。

下がったまぶたが瞳孔《どうこう》にかかると、その部分の視野が欠けて、頭をぶつけやすくなったりします。無意識のうちに、眉を上げる筋肉を使ってまぶたを上げたり、あごを上げて見たりして、そのために額のしわが増えたり、肩こりや頭痛が起きている人もいます。

治療法としては、ゆるんだ結合をつなぎ直す手術があります。

●眼瞼けいれん

まぶたは、眼球の周囲にある外《がい》眼筋《がんきん》の収縮によって開閉しています。この外眼筋の動きを制御できなくなり、自由に目を開閉できなくなったり、まばたきが増えたりするのが「眼瞼けいれん」です。重症の場合は目を開けていられなくなることもあります。

病名から「まぶたがピクピクする病気」と思われがちですが、片方の目のまわり、ほおや口のまわりがピクピク動くのは「顔面けいれん」で、別の病気です。

眼瞼けいれんに対する治療はボツリヌス毒素の注射が一般的で、効果は3~4か月続きます。

●眼瞼内反

まぶたが内側にそり返って眼球側に入り込むのが「眼瞼内反《ないはん》」です。まつげが目の表面の角膜《かくまく》や結《けつ》膜《まく》に触れて痛み、角膜炎や結膜炎を引き起こすこともあります。

加齢とともに眼球の周囲の外眼筋などがゆるんだり、脂肪が萎縮《いしゅく》して眼球が奥へ移動したりして、まぶたの外側と内側のバランスが崩れることが主な原因です。

重症の場合は、皮膚などを少し縮める手術でバランスを整えます。

第6章

老眼とうまくつきあう

目の調節力が低下して物が見えにくくなる「老眼」は、程度の差はあれ、40歳ころからほとんどの人に現れます。長寿社会では、人生の半分を老眼とつきあうことになります。誰でも知っているようで、案外、誤解も少なくないようですが、目の疲れを我慢しているより、適切な矯正《きょうせい》をしたほうが、気持ちよく目を使えるはずです。

監修：服部隆幸

老眼とは

中年になれば誰にでも始まる目の加齢現象

加齢にともなって目の調節力が低下する

誰でも年をとると近くが見えづらくなってきます。一般に**老眼**と呼ばれる目の加齢現象によるもので、専門的には**老視**といいます。近くのものが見えづらいため、**遠視**と混同されがちですが、遠視が**屈折異常**（p139）であるのに対し、老眼は**調節異常**の一種です。

　目に入ってきた光は、角膜《かくまく》と水晶《すいしょう》体《たい》という2枚のレンズによって曲げられて、網膜《もうまく》上に像を結びます。この働きを**屈折**といいます。

　さらに、私たちが物を見ようとするときには、毛様体筋《もうようたいきん》が縮んだり伸びたりして水晶体の厚みを変え、屈折力を変化させています。水晶体は、遠くを見るときは薄く、近くを見るときは厚くなって、見ようとするものにピントが合うようになっているのです。これが**調節**という働きです。私たちの目は、調節の働きによって、見たいものをはっきり見ることができるのです。

　しかし、加齢とともに水晶体が硬くなって弾力性が失われていき、目

ここが聞きたい

Q 近視の人は老眼になりにくい？

A 近視の人はもともと近くにピントが合いやすいため、手元を見るのに不自由を感じない場合がありますが、老眼にならないわけではありません。

　遠くが見えるように近視用の眼鏡をかけている人が、手元のものがぼやけて眼鏡をはずすようになるのも、調節力が低下したためです。遠くも近くもはっきり見ようとすれば遠近両用眼鏡が必要になります。

老眼の主な症状

●細かいものを見る作業で目が疲れる

●暗いところで見えにくい

●細かい字が読めない

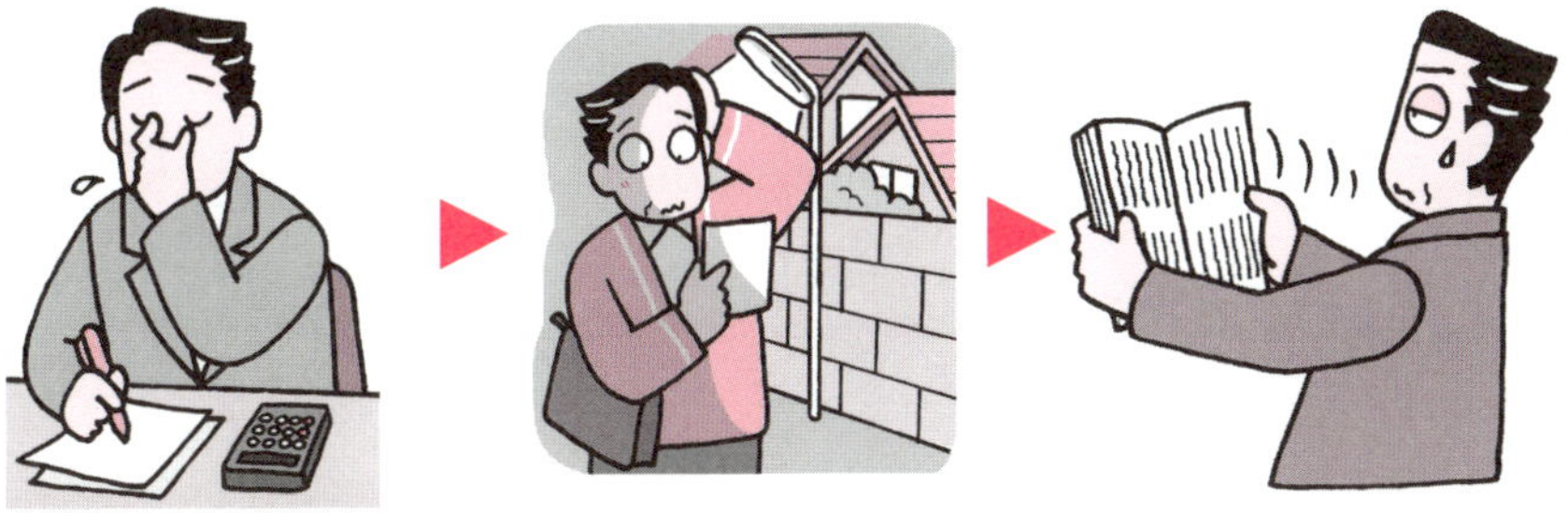

の調節力が低下していきます。それにともなって、調節によってピントを合わせられる範囲（調節域）は狭くなり、最大に調節したときにはっきり見える距離（近点）は遠のいていきます（下図）。

暗いところで見えづらく、近くにピントが合わない

老眼の症状としては、初期には手元の細かいものを見る作業を続けると、**目が疲れるなどの不快感**を覚えるようになります。

しだいに**暗いところでは見えにくいと感じる**ようになり、そのうちに、明るいところでも見えにくくなって、**細かい字は目から距離を離さないと読めない**という状態になります。

目の調節力は、〝光を曲げる力〟

◆知っておきたい

目の調節域

調節を加えずに、屈折の働きだけではっきり見える点を「遠点」、最大限に調節を働かせてはっきり見える点を「近点」といいます。遠点と近点との間が、調節によってピントを合わせている「調節域」です。屈折異常がない「正視」の人では、遠点は理論的には無限に遠いところであり、近点は調節力によって年齢とともに変化します。

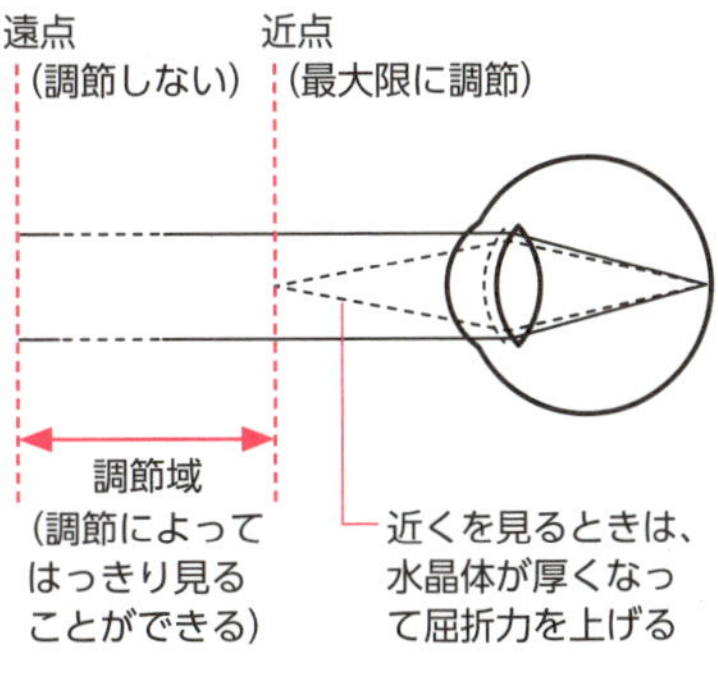

を表す「ジオプトリー（D）」という単位を使って表されます。目から1mの距離にピントが合うのが1Dで、2分の1mにピントが合うのが2D、3分の1mにピントが合うのが3Dになります。

一般に、学童期には10D（目から10cmの距離にピントが合う）以上の調節力がありますが、徐々に低下して45歳くらいで3Dほどになります。つまり、目から33cmくらい離さないとピントが合わせられなくなるわけです（下図）。

屈折力の低下は、実は10歳代でもすでに始まっているわけですが、老眼の症状は、一般に40歳代から自覚され始め、60歳ころまで進行します。

ただし、これまでの話は屈折状態が正視の人の場合で、近視、遠視、乱視などの屈折異常があれば、実際には、老眼を自覚する時期や見え方もそれぞれ違ってきます（次ページコラム）。

老眼の矯正《きょうせい》については、屈折状態によって異なりますが、基本的には調節力の低下によって見えにくくなった範囲を、**凸レンズによって屈折力を増して補う**ことになります。

目の調節力の加齢変化

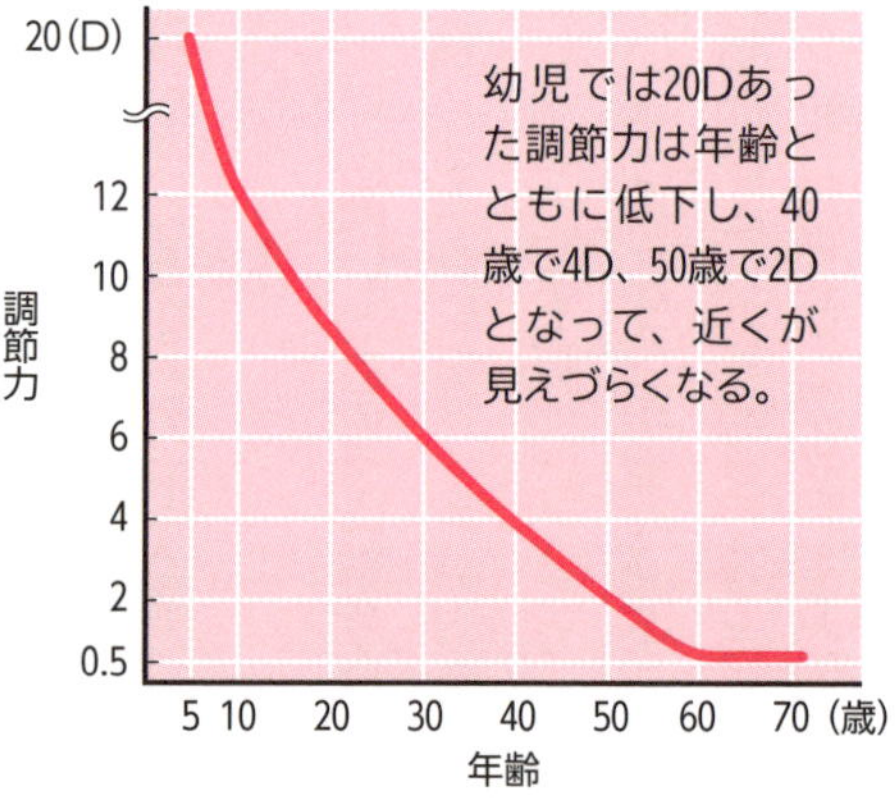

アドバイス

老眼かな？と思ったら眼科を受診しよう

程度の差はあれ、誰でも年をとれば老眼になります。現代の医療で、その進行を止めたり治したりはできません。ただ、老眼が出てくる年代は、緑内障《りょくないしょう》や白内障《はくないしょう》など、ほかの目の病気も多くなります。見えにくさの原因が老眼だけとも限りません。

老眼鏡をつくったほうがよいのかな？と思ったら、目の病気のチェックも兼ねて、眼科を受診することをお勧めします。

屈折状態（正視、近視、遠視、乱視）と老眼

目の屈折状態は、角膜と水晶体による屈折力と、像を結ぶ網膜までの距離（眼軸長《がんじくちょう》）によって決まり、次の四つに分けられます。

●正視

調節をせずに遠くがよく見える目で、無限遠以外のものはすべて調節をしてピントを合わせています。調節力のある若いうちは、はっきり見える範囲が最も広いのですが、40歳代以降、近くがはっきり見える点（近点）がだんだん遠のいていきます。

●近視

近くはよく見えますが、遠くは近視の度合いにより一定の距離（遠点）より先がぼやけます。遠点にあるものは調節せずに見え、それより近くは調節しています。近くを見るには最も調節が少なくてすむため、40歳代以降は最も楽に近くを見られる目になります。

●遠視

しばしば「遠くが見えるよい目」と誤解されていますが、実は調節をしないと遠くも近くもぼやけます。軽い遠視では遠くが見えますが、調節を働かせて無理をして見ているため目が疲れやすく、老眼になると早くから自覚されます。

●乱視

角膜の表面が正常な球面ではなく楕円体面になったり（正乱視）、凸凹が生じたり（不正乱視）しているもので、一点に焦点を結びません。そのため、すべての距離にあるものを調節によって見ています。調節力が衰えると、遠くも近くも見えにくくなります。

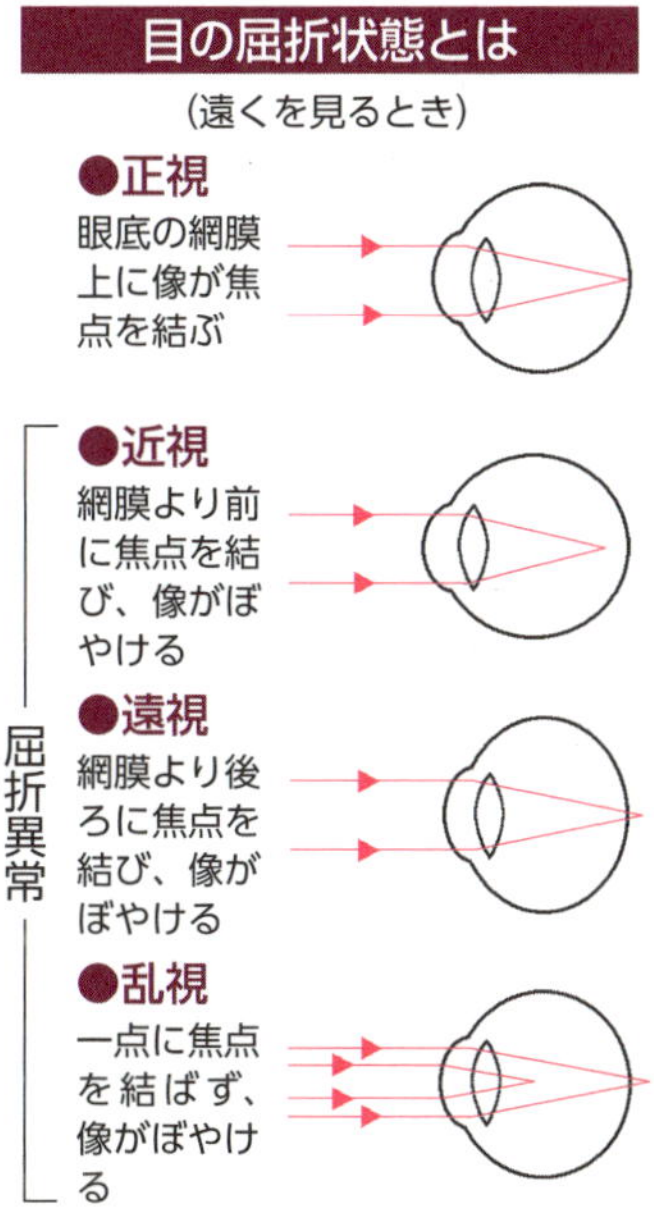
目の屈折状態とは
（遠くを見るとき）
●正視
眼底の網膜上に像が焦点を結ぶ
●近視
網膜より前に焦点を結び、像がぼやける
●遠視
網膜より後ろに焦点を結び、像がぼやける
●乱視
一点に焦点を結ばず、像がぼやける
屈折異常

老眼の矯正法

老眼鏡、ルーペ、コンタクトレンズなどの方法がある

老眼鏡をつくるときはレンズの特性を知って選ぶ

老眼への対処法として最も一般的なのは、老眼鏡で矯正《きょうせい》して調節力の低下を補うという方法です。老眼鏡にもさまざまな種類があり、目的に応じて選べます。レンズには次のような種類があります。それぞれメリット、デメリットがあるので、特性を知り、自分がどのように使いたいのかを考えて選ぶことが大切です。

●近用単焦点レンズ

単焦点レンズはレンズ全体がひとつのピントに合わせてあるもので、老眼には、近くにピントを合わせた近用眼鏡を使用するのが一般的です。遠くを見るときははずす必要があり、遠くも見えにくい人は遠用眼鏡にかけ替えます。かけはずしの面倒はありますが、度数をぴったり合わせられるので、細かいものも見やすく、疲れにくいのがメリットです。

●多焦点レンズ

1枚のレンズに近用と遠用、または中距離用を組み合わせたものです。

▼二重焦点レンズ……最も一般的なのは、レンズの上方は遠くに、下方

ここが聞きたい

Q 老眼鏡をかけると老眼が進みやすい？

A 近視の眼鏡については、昔から「常用すると視力が落ちる」「度が進む」という俗説がありました。老眼鏡についても同様の心配をする人がいますが、もちろん、いずれも誤りです。

目に合った眼鏡をかければ、よく見えて疲れにくくなりこそすれ、視力が落ちたり老眼が進んだりすることはありません。眼鏡をはずしたときに何となく見えにくく感じることがあるのは、以前に無理に調節していたのを、しなくなるためです。

老眼鏡のレンズの例

●近用単焦点レンズ

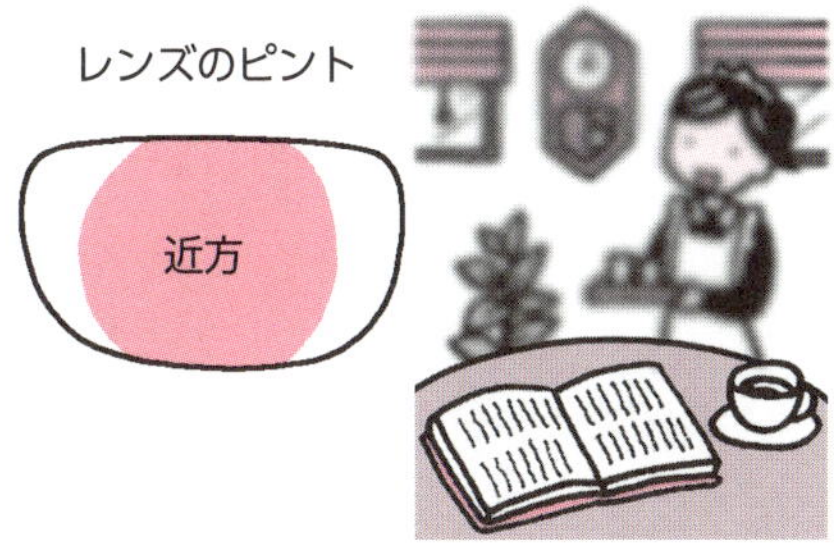
レンズのピント
近方

レンズ全体がひとつのピントに合わせてある。老眼鏡としては、一般に、近くにピントを合わせたものが用いられる。

●二重焦点レンズ

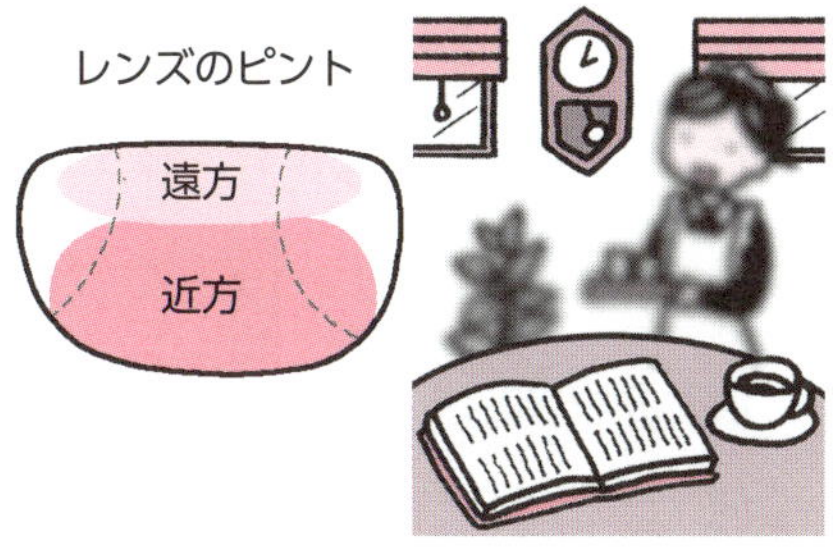
レンズのピント
遠方
近方

１枚のレンズに二つのピントが合わせてある。近くは視線を下げてレンズの下部で、遠くはレンズの上部で見る。

●三重焦点レンズ

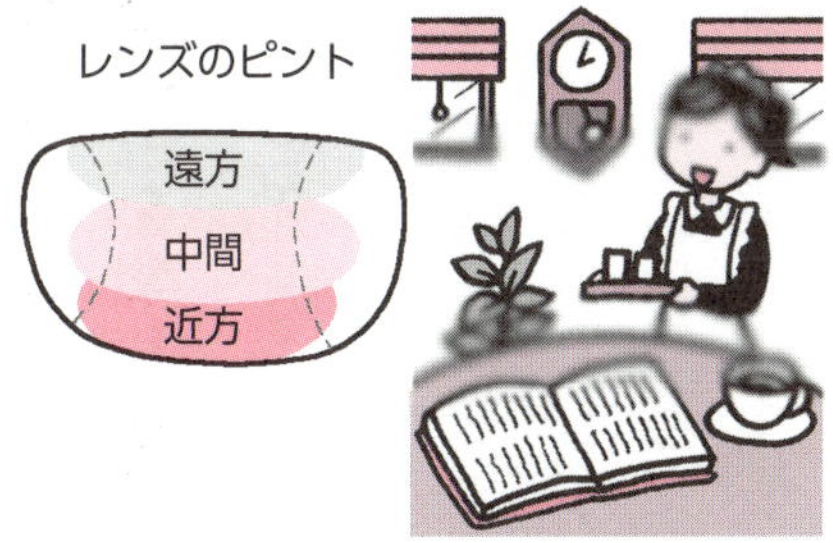
レンズのピント
遠方
中間
近方

１枚のレンズに遠・中・近の３種類のピントが合わせてある。広い範囲が見えるが、はっきり見える範囲は狭くなる。

●累進多焦点レンズ

レンズのピント
遠方
中間
近方

１枚のレンズに遠から近まで段階的にピントが変えてある。境目がないため見栄えがよいが、慣れるのに時間がかかることも。

Q ここが聞きたい

眼鏡店での検眼と、眼科での検眼はどこが違う？

A 眼鏡店での検眼は、基本的に眼鏡をつくるための視力測定です。視力が低下したり、眼鏡が合わなくなったりした原因を調べることはできません。

眼科で行う検眼は、単に視力を調べるだけでなく、屈折や調節をはじめ、目の異常やほかの病気の可能性がないかを含めて診察します。眼鏡をつくるための診察でも、細隙灯《さいげきとう》顕微鏡検査や眼底、眼圧の検査を行いますから、白内障《はくないしょう》や緑内障《りょくないしょう》などが見つかることもあります。

検査の結果、特に異常がなければ、眼鏡をつくるための処方箋《せん》を書いてくれます。

は近くにピントが合うようになった、いわゆる遠近両用の老眼鏡です。眼鏡をいちいちかけ替えなくても、近くも遠くも見えますが、レンズに境目があるので、その部分が見えづらく、境目がわかる点で外見を気にする人もいます。

▼三重焦点レンズ……遠・近に加え、中間も見えるタイプです。ただし、それぞれよく見える面積は狭くなります。

▼累進多焦点レンズ……レンズが近用から遠用へと段階的に変えてあるものです。レンズの表面に境目がなく、視線をずらすだけで近くも遠くも見えますが、境目ではやはりゆがんで見え、それぞれの面積は狭くなるため、慣れるまでは目の疲れを感じる人もいます。

おしゃれの一部として老眼鏡を楽しむつもりで

老眼鏡をかけることに抵抗感をもつ人も多いようですが、見づらいのを我慢していてもよいことはありません。なかには、目の疲れから、肩こりや頭痛に悩まされる人もいます。老眼で生活に不自由を感じるようになったら、対策を講じましょう。

手元の細かい字を読んだりするときだけ困るという人は、ルーペを使うという方法もあります。最近は、小型で携帯しやすく、おしゃれなデザインのものもいろいろ出ています。老眼鏡に抵抗がある人は、ルーペから使い始めるのも一法です。

老眼鏡を使う場合も左上のイラストのような点を意識して選ぶと、お

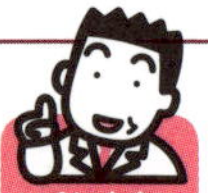

アドバイス

レーシック手術を受けても老眼になる

近視矯正法として、レーザーで角膜《かくまく》を削って屈折率を変える「レーシック」という手術が行われています。眼鏡やコンタクトレンズを使うわずらわしさからは解放されますが、一度削った角膜は元には戻せません。

手術を受けられるのは18歳以上とされ、上限はありませんが、レーシックを受けても老眼にはなります。若いときは正視が〝よい目〟かもしれませんが、老眼になったら、むしろ近視のほうが近くは楽に見えます。

30代以降では、眼鏡が嫌で近視矯正手術を受けたのに、すぐに老眼鏡が必要になることにもなりかねないので、慎重に検討したほうがよいでしょう。

しゃれの一部として楽しめるようになるのではないでしょうか。かけたりはずしたりすることがわずらわしい人は多焦点レンズを選ぶとよいでしょう。境目が目立たない累進多焦点レンズは、老眼があまり進まないうちから使い始めたほうが、慣れやすいといわれています。

老眼鏡選びを楽しむ

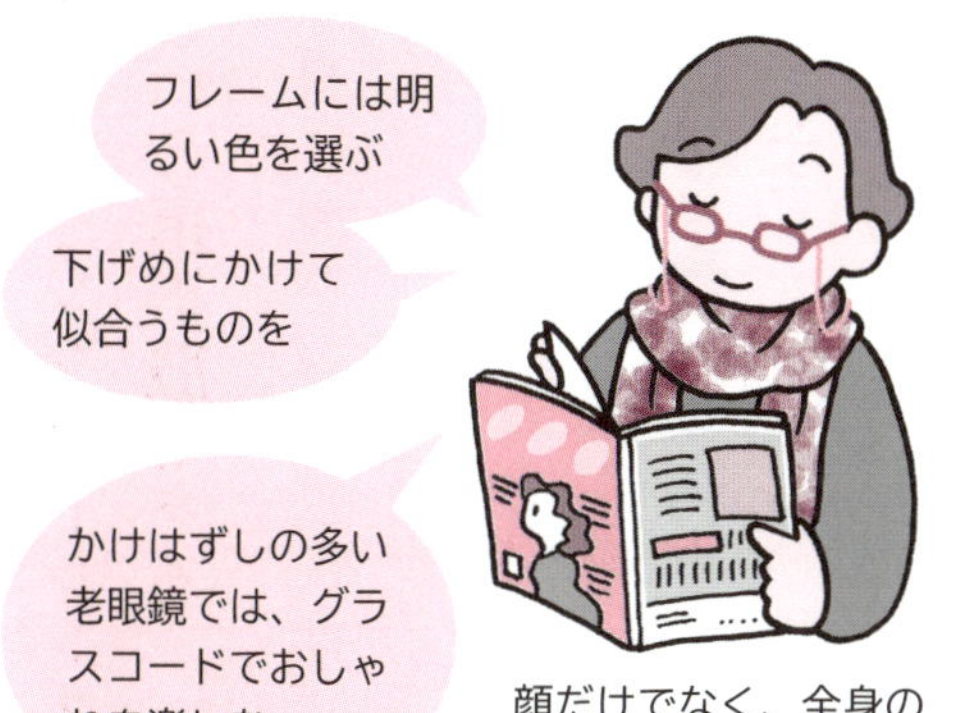
フレームには明るい色を選ぶ
下げめにかけて似合うものを
かけはずしの多い老眼鏡では、グラスコードでおしゃれを楽しむ

顔だけでなく、全身の印象を見るのがコツ

眼鏡とコンタクトレンズによる矯正の特性

屈折異常の矯正には、眼鏡とコンタクトレンズが用いられています。一般に、目の矯正というと視力をよくするものという誤解があるようですが、あくまで屈折を正すものです。調節異常である老眼の矯正も、個々の屈折状態とあわせて考えることになります。矯正に使う眼鏡とコンタクトレンズにも、それぞれ特性があります。

コンタクトレンズは、角膜に直接装着し、角膜との間に涙が入ることで一体化して、レンズの前面が屈折面になります。このため、角膜の表面が凸凹になったために起こる「不正乱視」の矯正ができます。また近視では、眼鏡より弱い度で矯正できるので、強度の近視に適します。一方、遠視の場合は、逆に眼鏡よりも強い度のレンズが必要になります。

近視や遠視で左右の度がかなり違う人は、眼鏡では左右の像の大きさが違ってしまうため、コンタクトレンズのほうが向いています。

光学的にはコンタクトレンズが優れている点も多いのですが、問題もあります。コンタクトレンズは慣れるまで異物感があり、タイプに応じた洗浄や保管などの管理が重要です。注意深く取り扱わないと、角膜を傷つけたり感染症を起こしたりすることがあります。涙の少ない人にも向きません。誰でも簡単に安全に使えるという点では、眼鏡がまさります。

矯正法を選ぶ際には、こうした特性も含めて検討します。

老眼用コンタクトレンズという選択肢もある

最近は、老眼の矯正法として、コンタクトレンズという選択肢もあります。近視用のコンタクトレンズと同様にハードとソフトがあり、老眼鏡と同様に単焦点と多焦点のレンズがあります。

●ハードレンズ

▼単焦点レンズ……近用あるいは遠用のレンズを入れ、ピントの合わない距離を見るときだけさらに眼鏡をかけます。一方の目に近用、もう一方の目に遠用のレンズを入れたり、あるいは一方の目だけにレンズを入れたりして、見たいものの距離に応じ、どちらかの目で見る「モノビジョン」という方法もあります。

▼二重焦点レンズ……中心部が遠用、外側が近用になっています。「交代視型」といって、正面の風景は遠用で見ますが、手元を見るために下方を向くと、レンズが瞳より上にずれて近用部分で見ることになります。

▼累進多焦点レンズ……中心部が遠用で、外側に向かって徐々に近用になっています。この場合は、交代視型に加え、「同時視型」で見ます。同時視型とは、脳には遠方・近方の両方の像が伝わり、見たいほうを脳が自動的に選択するというものです。

●ソフトレンズ

単焦点、二重焦点、累進多焦点のレンズがありますが、ハードレンズのように目の表面で動かないので、二重焦点も累進多焦点も、同時視型の見方になります。

知っておきたい

ハードレンズとソフトレンズの長所・短所

コンタクトレンズのハードレンズとソフトレンズにも、それぞれ長所・短所があります。

ハードレンズは、角膜への負担が軽く、手入れが簡単、耐久性が高いなどが長所ですが、慣れるまでは異物感があり、レンズが小さいだけに、なくしやすいという人もいます。

一方、ソフトレンズは、軟らかくて装着しやすく、大きいためハードレンズよりなくしにくいのですが、目が乾きやすく、レンズが破れたり、手入れがわずらわしい面があります。最近は老眼用の使い捨てタイプもあります。

それぞれの特性を知って選ぶようにしましょう。

老眼用コンタクトレンズの例

	ハードレンズ／ソフトレンズ	
単焦点	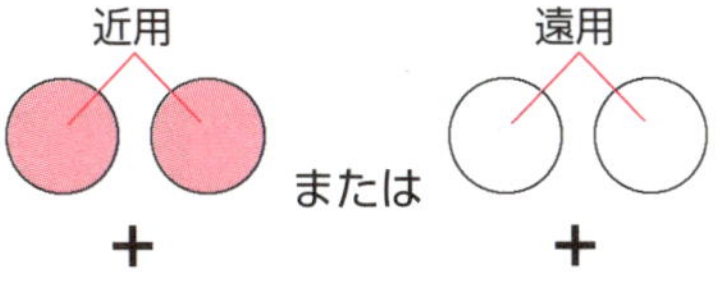 遠くを見るときは近視用眼鏡 近くを見るときは老眼鏡	●モノビジョン 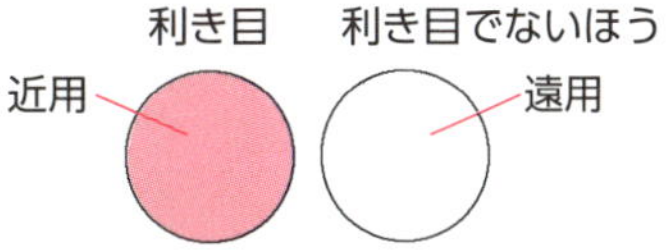 片方を裸眼にする方法もある。見たいものに応じてどちらかの目で見る。

	ハードレンズ		ソフトレンズ
二重焦点	●交代視型 中心部が遠用、外側が近用。	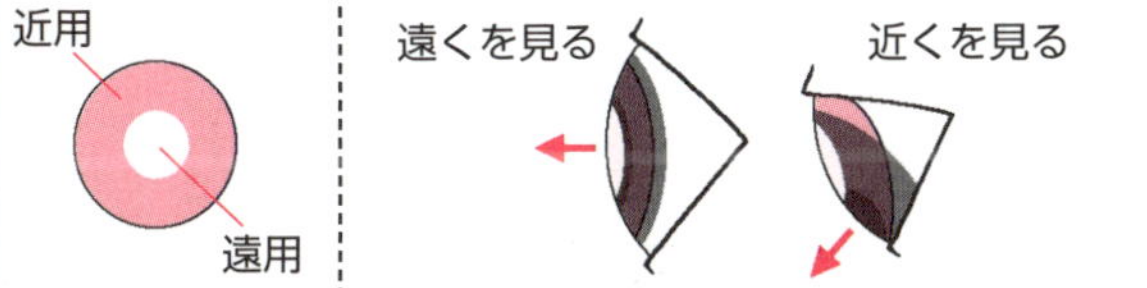 レンズの中心部を使って見る。 視線を下げて、レンズの下部で見る。	●同時視型 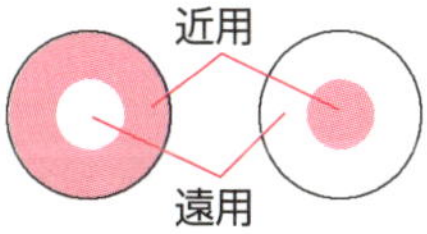 近用と遠用が逆のものもある。見たいほうの像を脳が選ぶ。
累進多焦点	●交代視型＋同時視型 中心部が遠用で、外側に向かい徐徐に近用になる。	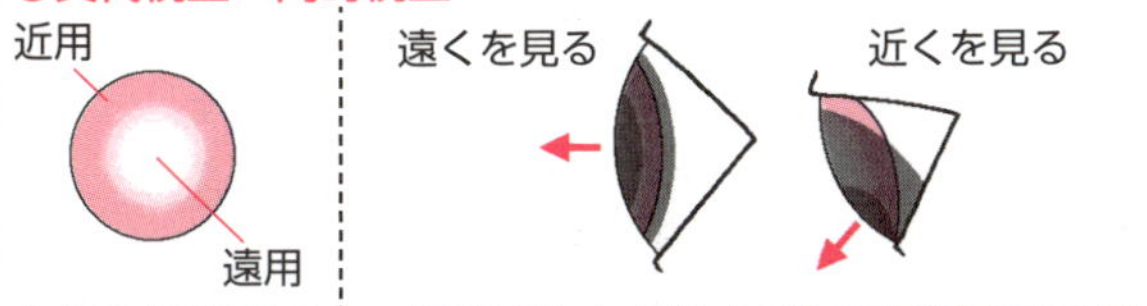 二重焦点レンズと同様の交代視型で見ながら、異なる度のピントで見る同時視もあわせて行っている。	●同時視型 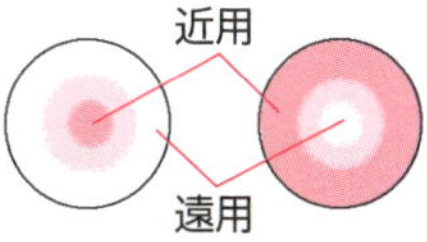 遠方と近方のどちらの像も伝わり、見たいほうを脳が自動的に選ぶ。

アドバイス

白内障の手術を受けるなら、眼内レンズで屈折矯正ができる

老眼に対する矯正手術は、今はまだ研究段階ですが、より現実的なのが白内障手術にともなう屈折矯正です。

白内障の手術では、濁った水《すい》晶体《しょうたい》を取り除いて、眼内レンズを入れます。この眼内レンズの度は自由に選ぶことができます。正視を選べば遠くがよく見える目になり、近視を選べば近くがよく見えるようになります。

ただし、現在のところ、眼内レンズは単焦点が基本で、それぞれに矯正が必要になります。モノビジョンという選択もありますが、眼内レンズは基本的に入れ替えないので、モノビジョンを試すには、コンタクトレンズのほうが無難でしょう。

矯正法を選ぶときは

同じ屈折状態、調節力でも、不自由さは人それぞれ

見たいものに合わせてレンズを選ぶ

老眼の矯正法《きょうせい》にはそれぞれに長所・短所があり、万能なものはありません。選ぶ際には、自分がどんな目的で、どのように使いたいのかをよく考えることが大切です。

レンズ選びでは、**日常生活で何をはっきり見たいのか**がポイントになります。手元の細かい字を見る時間が長い人、自動車の運転をする機会が多い人では、はっきり見たいものの距離が違います。近くも遠くも見えないと困る仕事もあるでしょう。

ライフスタイルに応じて生活のしやすさを考える

困っているのは新聞や本を読むときだけという人なら、必要なときだけ単焦点の老眼鏡をかければよいかもしれません。一方、手元と遠くに視線が行き来するような仕事では、眼鏡のかけはずしでは対応しにくいでしょう。ずっとコンタクトを使ってきたので老眼鏡はわずらわしい、という人もいます。自分の生活のしやすさを考えて、選びましょう。

ここが聞きたい

Q 目の病気がある場合に、気をつけることは？

A たとえば、黄斑部《おうはん》の病気があって物がゆがんで見える人は、あまりピントがぴったり合う眼鏡だとゆがみが強調されるので、少しぼやけるくらいのほうが楽に使えることがあります。

また、斜視があるために、度の強い老眼鏡をかけると目が外を向いてしまう人には、視線のずれを補正するプリズムレンズを処方したりすることもあります。

目の病気がある人は、老眼鏡をつくるときにも、かかりつけの眼科医に相談してください。

老眼対処法―屈折異常がある人の選択例

●コンタクトレンズを使っているが、細かい字が見えずに困ることがある

↓

使い慣れた近視用のコンタクトレンズを装用し、手元の細かいものを見るときだけ近用単焦点レンズの老眼鏡を併用する。

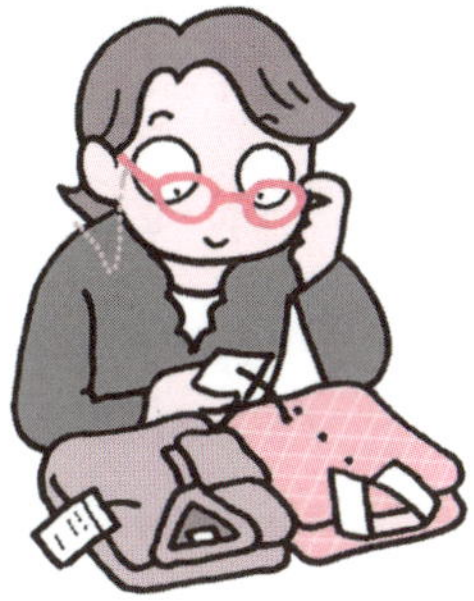

●家庭の主婦で、ふだんは家の中で過ごすことが多い

↓

ふだんは中距離が見やすい単焦点レンズの近視用眼鏡をかけ、手元の細かいものを見るときは眼鏡をはずす。

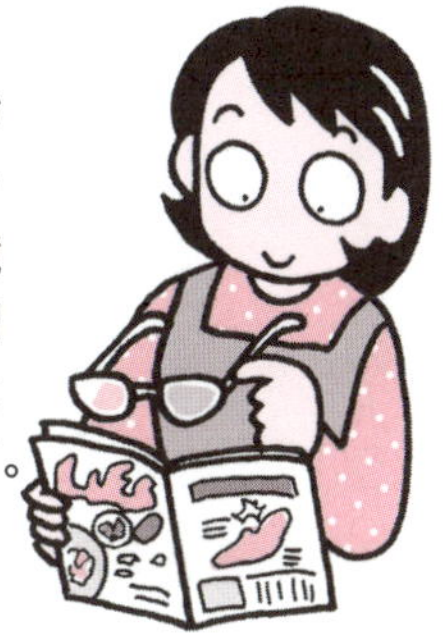

●仕事はデスクワークだが、自動車の運転をする

↓

仕事中は手元の書類とパソコン画面がはっきり見える近用二重焦点レンズの眼鏡をかけ、運転するときには遠用単焦点レンズの眼鏡にかけ替える。

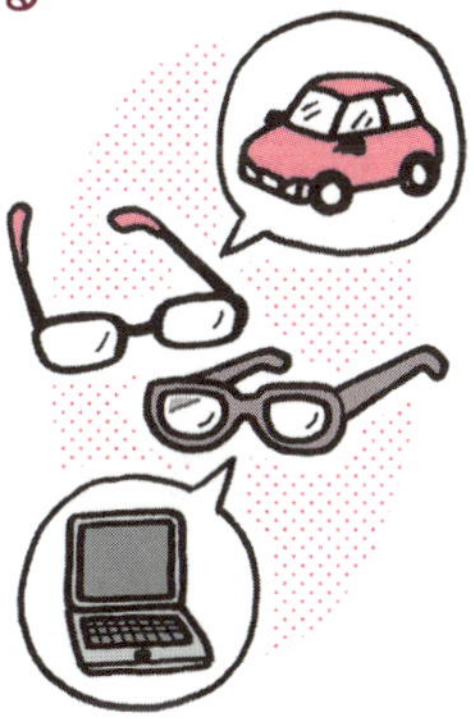

●携帯端末の文字も、遠くも見えないと困る

↓

累進多焦点レンズあるいは遠近両用の二重焦点レンズの眼鏡をかけ、携帯端末の文字はレンズの下方で、遠くはレンズの上方で見る。

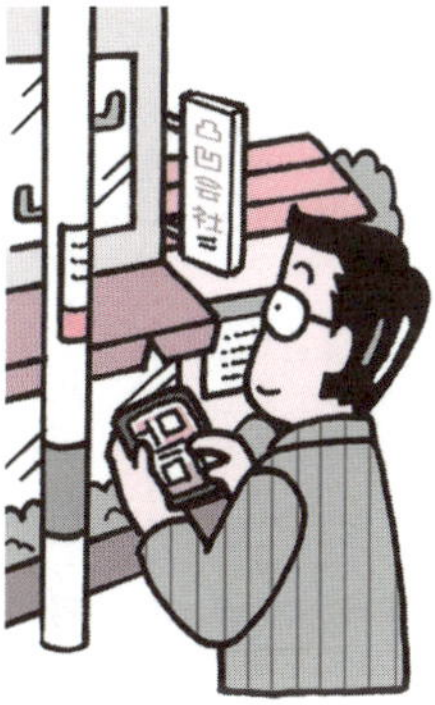

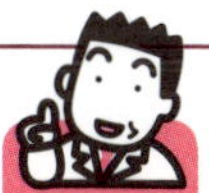

アドバイス

医師に相談するときは、何をしたいのかを伝える

老眼の矯正法について眼科で相談するときには、その老眼鏡をかけてどこを見たいのか、何をするために見たいのかを具体的に伝えてください。

老眼鏡をかける最終的な目的は、やりたいことができるようになることです。単に見えにくくなっている距離を調べるだけでなく、何をしたいのか、何ができなくなって困っているのかがわかると、医師もあなたに合ったアドバイスができると思います。

気持ちよく目を使うために

中高年の目と上手につきあっていくコツ

目を酷使している人はときどき目を休める

私たちが起きているあいだじゅう、目は休みなく働き続けています。パソコン、携帯電話やスマートフォンなど、現代人の目は忙しくなる一方のようです。目も酷使すれば、やはり疲れます。体を酷使するときには休憩をとるように、目を酷使している人も、ときどき目を休めることを心がけましょう。

目を休めるには、正視の人なら**遠くを見る**だけでも調節を働かせないことになり、疲労回復に役立ちます。眼鏡やコンタクトレンズで矯正《きょうせい》している人は、ぼんやり遠くを眺めるようにします。

手元の細かいものを見る作業を続けている人は、まずはときどきそこから視線をはずしましょう。疲れをほぐすには、**目をつぶってひと休みする**のがいちばんです。

目を冷やしたり温めたりすることも、目の疲れに有効です。目をつぶって、冷やしたり温めたりしたタオルをのせれば、目の疲れも軽くなるでしょう。

Q ここが聞きたい

一時より近くがよく見えるようになったが、老眼が治ることもある？

A 白内障《はくないしょう》で水晶体《すいしょうたい》の核《かく》が硬くなって屈折率が増すと、いわば「近視」の状態になって、一時的に近くのものがよく見えるようになることがあります。老眼が治ったように感じる人がいますが、白内障がさらに進行すれば、いずれ近くも見えにくくなり、視力は低下していきます。

目の屈折状態や年齢に合った矯正をする

中高年の人が「目が疲れる」というとき、代表的な原因はやはり**老眼**です。そのほか意外に多いのが、**目に合っていない眼鏡をかけている**ことによる疲れです。近視や遠視、乱視などの屈折異常がある人が適切な矯正をしていなければ、調節力の衰えた目に余計な負担を強いることになります。

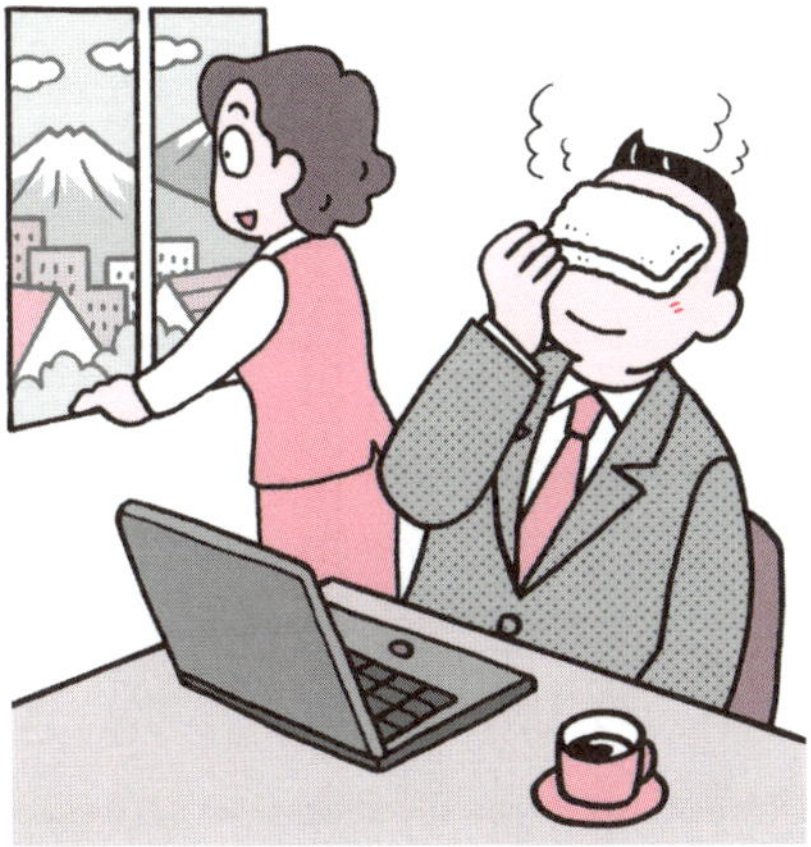

目の調節力は年齢とともに変化します。せっかく老眼鏡を使っても、目に合っていなければ、結局、無理に調節して見ることになります。自分の目の**屈折や調節の状態を正確に知り、それに合った矯正をする**のが、目を楽に使う基本です。老眼鏡は、大抵の人の場合、老眼の進行に合わせて2〜3回つくり直すことになるでしょう。

心身の調子を整えることも欠かせない

老眼が出てくる年代は働き盛りで忙しく、なかなか十分な休養がとれないという人も多いでしょう。一方で体力は低下し始めています。仕事の

ここが聞きたい

Q 眼鏡をかければよく見えるが、目が疲れたり頭が痛くなったりする

A 近視の人は、検眼の際にいちばんはっきり見える気がするレンズの度で眼鏡をつくると、度が強すぎて「過矯正」になることがあります。物ははっきり見えるが、目が疲れたり頭が痛くなったりして、長くかけていられないという場合は、その可能性が高いでしょう。

近視の場合は、同じくらいの視力が出るレンズのなかでいちばん弱い度のものを選ぶと、眼鏡をかけたときに目の調節が最も少なくてすみ、疲れにくい眼鏡になります。逆に遠視の場合は、同じくらいの視力が出るなかでいちばん強い度のレンズが、最も調節が少なくてすみます。

うえでも家庭生活でも、さまざまな責任が重くなり、ストレスも増えがちです。

こんなときは目の負担も大きくなっているものです。実際、働き盛りに多く起こる中心性漿液《しょうえき》性脈絡《みゃくらく》網《もう》膜《まく》症は、ストレスが原因になりやすいといわれます。高血圧や糖尿病などの生活習慣病が起これば、それも目の病気を招くことがあります。

特定の病気でなくとも、体力が低下しているときには、目が疲れやすくなります。過労や睡眠不足でも目の疲れが起こります。

目を気持ちよく使えるのは、心身の健康があってこそ。目が疲れるというときには、**全身の健康状態や生活を振り返ってみる**ことも必要でしょう。

目の異常や病気の早期発見も心がけよう

中高年の人が物が見えにくくなると、つい「老眼だろう」ととらえがちです。しかし、**見えにくくなった原因が老眼だけとは限りません**。ほかの病気が隠れていることもありえます。

覚えておきたいのは、老眼の場合は、手元が見えにくくなっても、遠くを見るときは今までと変わらないということです。老眼鏡を使えば近くもはっきり見えます。近くだけでなく遠くも見えにくくなった、老眼鏡をかけてもはっきり見えないという場合は、老眼以外の原因が潜んでいる可能性があります。早めに眼科で確認しましょう。

こんなときは要注意

老眼は誰にでも起こる老化現象ともいえますが、次のようなことに思い当たったら、ほかの病気を疑ってみる必要があります。

- ●新聞だけでなく、テレビも見えにくくなってきた
- ●明るいところのほうが見えにくい
- ●視野全体がぼやける
- ●両目で見たときと片目で見たときとで見え方が違う
- ●見ようとするものが暗くかすんで見えにくい
- ●物が二重に見える
- ●目の前に黒いゴミのようなものが現れた

目の健康づくりに役立つことは？

Q 眼精疲労を解消するには？目薬は有効？

A 眼精疲労にはさまざまな原因が考えられます。近くを見る作業が増えた現代生活で特に問題になっているのが、ドライアイです。ピントが合わないのを我慢して見続けても、やはり目が疲れます。明るい端末を見るまぶしさからの疲れ、心身の緊張からくる疲れもあるでしょう。原因を探り、一つひとつ取り除いていくことが、眼精疲労を解消する基本です。

目薬は、水分を補給することで目の乾きを潤してくれますが、効果は5分ほどです。あまり頻繁に点眼すると、かえって目が乾きやすくなりかねません。また、市販の目薬は保存性を高めるために防腐剤の濃度が高いものが多いので、特にドライアイの人は注意が必要です。目の充血をとる血管収縮薬入りの目薬は、連用すると、リバウンドでひどい充血を招くことがあります。目薬で一時的に効果が感じられても、根本的な解決にはならないことが多いでしょう。

Q 目を洗うのは、目の健康に役立つ？

A 目の表面で、さまざまな病気の原因から目を守っているのが、実は涙です。涙は単なる水分ではなく、病気を予防するさまざまな成分や、目の表面の潤いを保つ成分が含まれています。

目を洗うことは、その涙を薄めてしまうので、通常、まず必要ありません。目が乾いたときも、目を洗うとかえって目が乾きやすくなるので注意してください。

Q ブルーベリーは目の疲れや老化防止に効果がある？

A ブルーベリーについては、暗順応（暗いところへ移ったときに、目が慣れてしだいに物が見えるようになること）を改善するという古い報告はありますが、目の疲れや老化防止の効果を示す、信頼できるデータはありません。

Q 目の体操で視力が回復するというのは本当？

A 視力そのものが回復することは、基本的にまずありません。

期待できるとすれば、手元の細かい作業を続けて、目の焦点を近くに合わせたまま固まったような状態のときに、遠くを見たり近くを見たりすることで、こりをほぐすような効果と考えたほうがよいでしょう。

家庭でできる 簡易 見え方チェック

緑内障などの視野の欠けをチェック！

チェック法 1

新聞紙を用いる方法で、株式欄のように、紙面に均一に文字が並んでいるものを用意する。

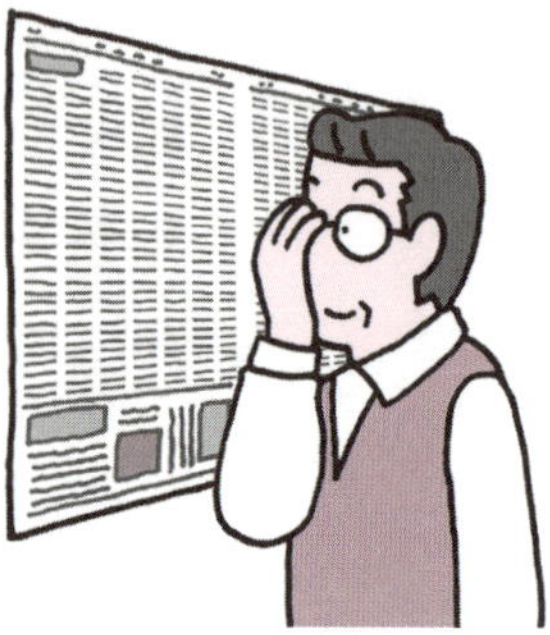

▼

●30 ～ 35cmほど離れて紙面の中心を片方の目で見つめ、視線を動かさないで、周囲の文字の見え方を確認する（近用眼鏡やコンタクトレンズはつけたまま）。
●反対側の目も同様に行う。

▼

結果
文字が抜け落ちたような箇所があった
↓
視野が欠けているおそれがある

チェック法 2

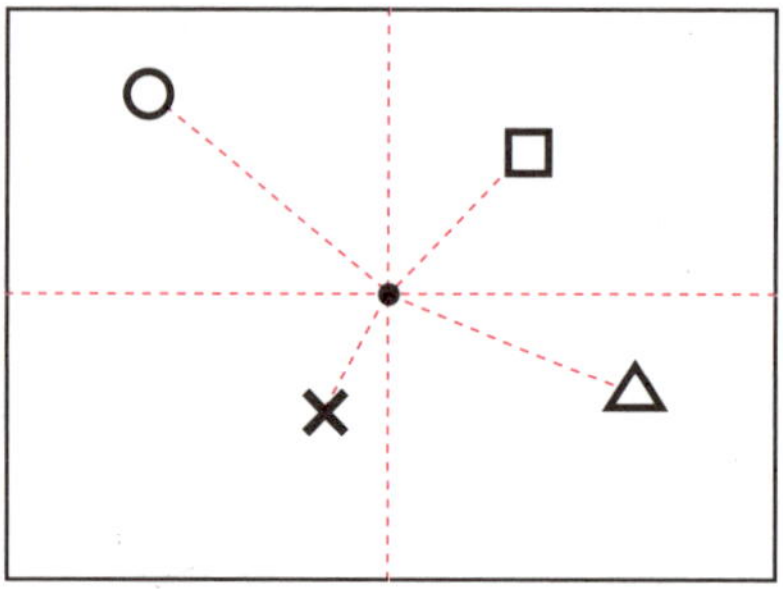

B4判の紙を用意し、紙の中心に黒丸を描く。左図のように、中心からそれぞれ異なる距離に、４つの異なるマークを描く。

▼

●30 ～ 35cmほど離れて、中心の黒丸が目の正面にくるように紙を持ってもらう（一人で行うときは、紙を床やテーブルの上に置く）。
●片方の目をふさいで、片方の目で中心の黒丸を見つめる（眼鏡やコンタクトレンズはつけたまま）。そのまま視線を動かさずに、紙をゆっくりと１回転させる。
●反対側の目も同様に行う。

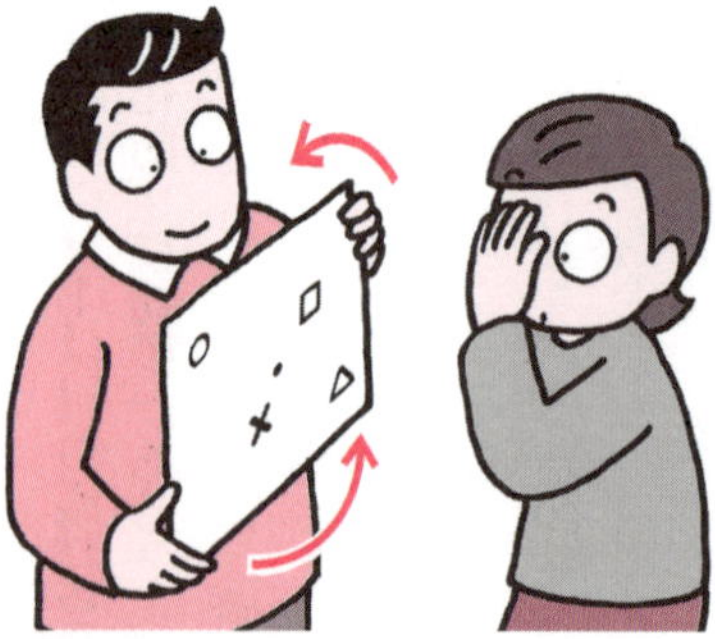

▼

結果
見えないマークがあった
↓
視野が欠けているおそれがある

視野の欠けが疑われたら、緑内障などの病気がないか、眼科での検査が必要。

加齢黄斑変性などの黄斑部の異常をチェック！

チェック法 1

アムスラーチャート（p154）など、格子状の線が描かれた紙を用意する（眼科の検査では５㎜前後のマス目の検査用紙が使われる）。

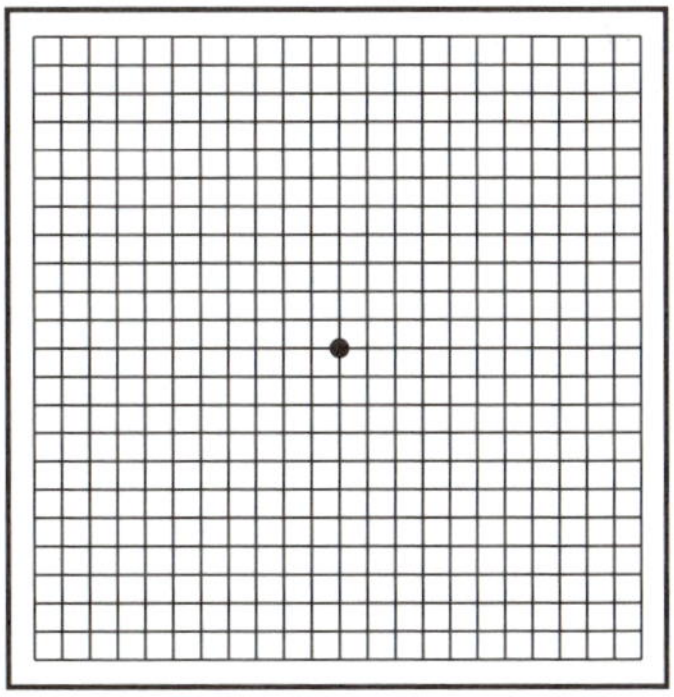

▼

- 左手で紙を持ち、目から30～35㎝離す（近用眼鏡やコンタクトレンズはつけたまま）。
- 片方の目をふさいで、もう片方の目で中央の黒丸を見つめ、見え方をチェックする。
- 反対側の目も同様に行う。

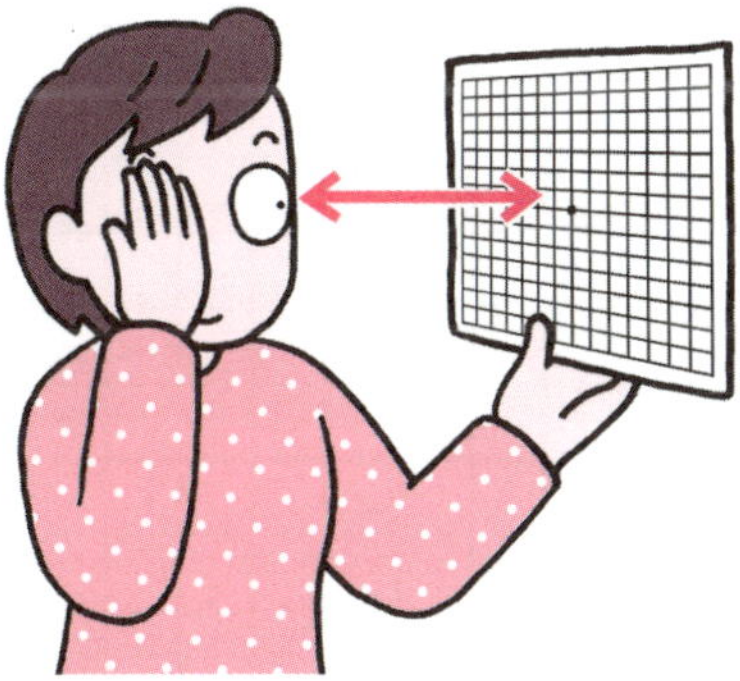

▼

チェック法 2

身近にある壁のタイル、障子の桟、碁盤のマス目など、格子状のものを利用して、同様に片目ずつ見え方をチェックする。

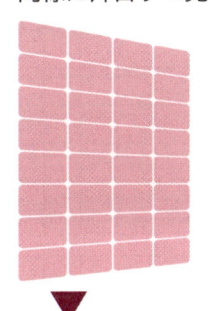

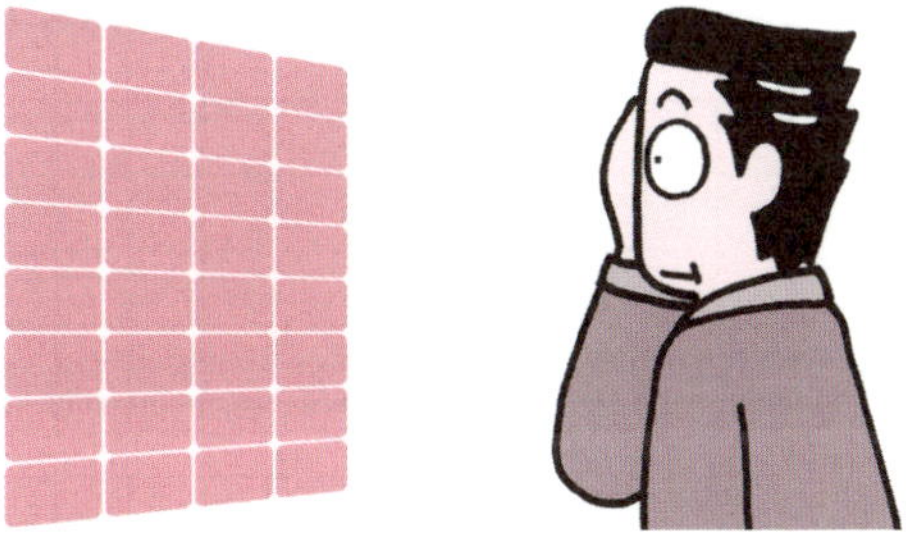

▼

結果

- □ **線がゆがんで見える**
- □ **マス目の大きさが違って見える**
- □ **ぼやけて見えるところがある**
- □ **欠けているところがある**
- □ **中心部が暗く見える**

上記にあてはまる症状があった

↓

黄斑部が障害されているおそれがある

黄斑部の障害が疑われたら、加齢黄斑変性などの病気がないか、眼科での検査が必要。

アムスラーチャート

使い方 目から30 ～ 35㎝離して持ち、片目ずつ、表の中央の黒丸を見つめて、見え方をチェックする。

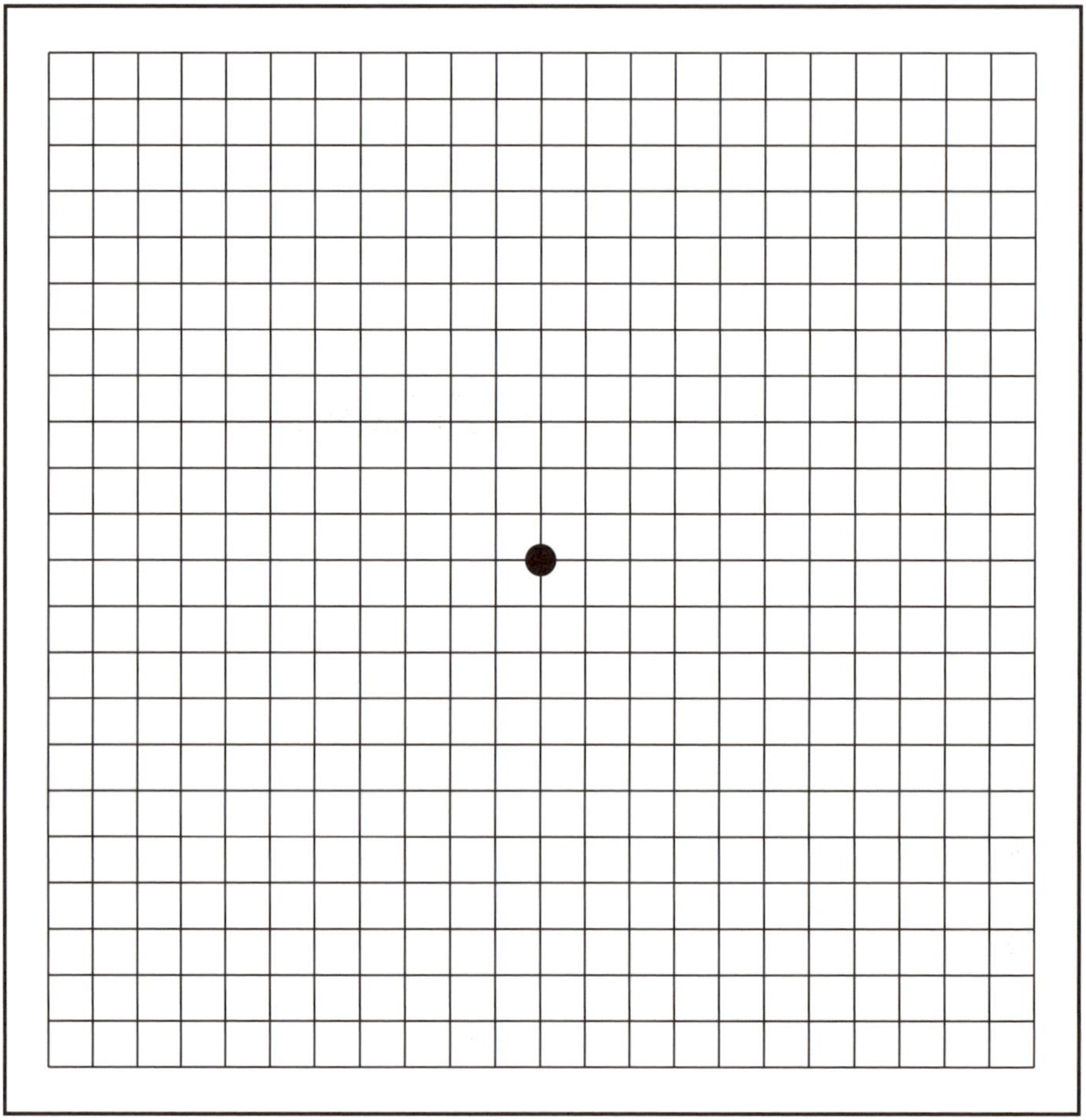

記入：　　　　　年　　月　　日（　　）

午前・午後　　時　　分

検査眼：右・左

※この用紙をコピーして、見え方がおかしかった部分を記入し、受診時に眼科医に見せると、症状を伝えるのに役立ちます。

●主な参考文献

「緑内障診療ガイドライン〈第 3 版〉」(日本緑内障学会)
「緑内障チューブシャント手術に関するガイドライン〈第 3 版補遺〉」日眼会誌 116 巻 4 号(日本眼科学会)
「加齢黄斑変性の治療指針」日眼会誌 116 巻 12 号(日本眼科学会)
『標準眼科学 第 12 版』木下茂・中澤満・天野史郎 編集(医学書院)
『眼科疾患最新の治療 2013-2015』大橋裕一・白神史雄 編集(南江堂)
『眼科 2013 年 10 月臨時増刊号 眼科診療指針のパラダイムシフト』(金原出版)
『別冊 NHK きょうの健康 中高年の目の病気』大鹿哲郎 総監修(NHK 出版)
『あなたの医学書 目の病気—名医の言葉で病気を治す』安田典子・湯澤美都子・島崎潤 監修(誠文堂新光社)
『NHK きょうの健康』2006 年 10 月号、2008 年 8 月号、2009 年 12 月号(NHK 出版)
『別冊 NHK きょうの健康 くわしく知りたい目の病気—白内障・緑内障・加齢黄斑変性』大鹿哲郎 総監修(NHK 出版)
『別冊 NHK きょうの健康 これだけは知っておきたい目の症状、目の病気』丸尾敏夫 総監修(NHK 出版)
『老眼と正しくつきあう』丸尾敏夫 著(岩波アクティブ新書)
『インフォームドコンセントのための図説シリーズ 眼科』小口芳久 編(医薬ジャーナル社)
『今日の治療薬 解説と便覧 2014』浦部晶夫・島田和幸・川合眞一 編集(南江堂)
「目と健康シリーズ」堀貞夫 監修(創新社)

た行

な行

は行

さ行

索引

あ行

か行

監修者

湯澤美都子　ゆざわ みつこ

日本大学名誉教授
1975年日本大学医学部卒業。同大学医学部眼科助手・講師・助教授を経て、2003年より教授、11年より駿河台日本大学病院（現・日本大学病院）病院長を兼任、16年より名誉教授。日本眼科学会、日本網膜硝子体学会、日本眼循環学会等の役員を務める。
専門は眼科学、特に加齢黄斑変性など黄斑疾患、網膜疾患。

服部隆幸　はっとり たかゆき

日本大学医学部視覚科学系眼科学分野助教、春日部市立医療センター眼科主任部長
1995年日本大学医学部卒業。日本大学医学部附属板橋病院眼科・同附属練馬光が丘病院眼科・横須賀市立市民病院眼科・独立行政法人国立病院機構災害医療センター眼科等を経て、2004年社会保険横浜中央病院眼科医長、05年駿河台日本大学病院（現・日本大学病院）眼科、06年より日本大学医学部助教、19年1月より春日部市立医療センター眼科主任部長として診療。
専門は眼科学、特に白内障、緑内障、網膜硝子体手術。

UD FONT
見やすいユニバーサルデザインフォントを採用しています。

これで安心！
中高年の目の病気～白内障・緑内障・加齢黄斑変性など

監修者　湯澤美都子
　　　　服部隆幸
発行者　高橋秀雄
発行所　**株式会社 高橋書店**
　　　　〒170-6014 東京都豊島区東池袋3-1-1 サンシャイン60 14階
　　　　電話 03-5957-7103

ISBN978-4-471-40805-3　©Takahashi international　Printed in Japan

本書の内容についてのご質問は「書名、質問事項（ページ、内容）、お客様のご連絡先」を明記のうえ、郵送、FAX、ホームページお問い合わせフォームから小社へお送りください。
回答にはお時間をいただく場合がございます。また、電話によるお問い合わせ、本書の内容を超えたご質問にはお答えできませんので、ご了承ください。本書に関する正誤等の情報は、小社ホームページもご参照ください。

内容についての問い合わせ先】
面　〒170-6014 東京都豊島区東池袋3-1-1 サンシャイン60 14階　高橋書店編集部
X　03-5957-7079
小社ホームページお問い合わせフォームから　（https://www.takahashishoten.co.jp/）

ての問い合わせ先】
序間違い・抜けなど物理的欠陥がございましたら、電話03-5957-7076へお問い合わせください。
古書店等で購入・入手された商品の交換には一切応じられません。